Alfred LECERCLE

Anastomoses

artério-veineuses

Contribution à l'étude

de la Chirurgie des vaisseaux

LYON. — IMP. A. REY

ANASTOMOSES ARTÉRIO-VEINEUSES

CONTRIBUTION A L'ÉTUDE
DE LA CHIRURGIE DES VAISSEAUX

ANASTOMOSES

ARTÉRIO-VEINEUSES

CONTRIBUTION A L'ÉTUDE

DE LA CHIRURGIE DES VAISSEAUX

PAR

Le Dr Alfred LECERCLE

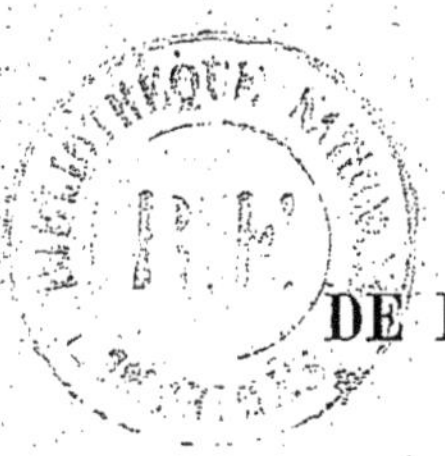

LYON

A. REY & Cie, IMPRIMEURS-ÉDITEURS DE L'UNIVERSITÉ

4, RUE GENTIL, 4

1902

A MON PÈRE et A MA MÈRE

A MA SŒUR

A CEUX QUI ME SONT CHERS

*Parents et amis qui m'ont toujours
donné des preuves d'affection et
d'amitié sincère.*

A MES MAITRES

de Montpellier et de Lyon

A mon Président de Thèse

Monsieur le Professeur JABOULAY

Professeur de Clinique chirurgicale,
Chirurgien des Hôpitaux.

Lorsque M. le professeur Jaboulay nous conseilla de faire une étude sur les ANASTOMOSES ARTÉRIO-VEINEUSES, c'est avec l'insouciance et l'amour du nouveau propres à notre âge, que, séduit par l'actualité du sujet, nous acceptâmes aussi délibérément la tâche qui nous était confiée.

Nous ne nous doutions pas alors des difficultés auxquelles nous devions nous heurter en abordant une question aussi neuve. Quand nous les eûmes rencontrées, livré à nos propres forces, l'idée originale qui nous guidait nous permit cependant d'espérer l'indulgence de ceux sous les yeux de qui tomberaient ces lignes.

Si l'on peut nous reprocher aujourd'hui d'avoir assumé ainsi une tâche bien lourde, si notre inexpérience ne nous a pas permis de traiter ce sujet comme il le méritait, nous nous déclarerons satisfait cependant, si nous pouvons, dans la faible mesure de nos moyens, contribuer à appeler l'attention sur un nouveau point de cette chirurgie des vaisseaux qui, grâce à notre Maître, rendra peut-être d'utiles services dans nombre de cas considérés jusqu'ici comme au-dessus des ressources de l'art.

Nous ne voulons pas aborder l'exposé de ce travail sans remercier M. le professeur Jaboulay de l'accueil bienveillant qu'il nous a toujours réservé ; nous lui exprimons toute notre gratitude pour l'honneur qu'il nous fait aujourd'hui en présidant cette thèse.

Nous avons divisé cette étude en quatre chapitres :

Un historique rapide nous montrera comment la suture des artères et des veines, grâce aux excellents résultats qu'elle donnait chez l'homme, devait fatalement conduire à l'anastomose des vaisseaux. Nous verrons qu'elle fut tentée, expérimentalement d'abord, dans un but thérapeutique ensuite.

Dans un second chapitre, après avoir essayé d'établir combien cette nouvelle méthode était autorisée, nous tâcherons d'en donner quelques indications.

Les trois observations, qu'on possède actuellement de son application chirurgicale, feront l'objet du chapitre III.

Un dernier chapitre sera consacré au manuel opératoire.

Nous dirons enfin les conclusions que nous avons tirées de tout ceci.

ANASTOMOSES ARTÉRIO-VEINEUSES

CONTRIBUTION A L'ÉTUDE
DE LA CHIRURGIE DES VAISSEAUX

CHAPITRE PREMIER

HISTORIQUE

Après qu'Ambroise Paré eut tiré de l'oubli la ligature déjà connue de Celse, lorsque, au commencement du siècle dernier, après les travaux de Jones, Travers, Abernethy, Lawrence, Cooper, Béclard, Breschet, cette ligature fut passée dans la pratique, la chirurgie des vaisseaux semblait avoir donné son dernier mot. Cependant, déjà Lambert avait eu l'idée de suturer les vaisseaux. Il avait vu l'oblitération de l'orifice artériel d'un anévrisme se faire à la suite de l'inflammation du sac, et il pensa que le processus de guérison auquel il venait d'assister ne différait en rien de celui qui présidait à la réparation d'une plaie opératoire.

Il se demanda alors si l'on ne pourrait pas guérir les anévrismes, en suturant la solution de continuité

du vaisseau sans attendre un moyen aussi dangereux
que la suppuration.

Ce traitement conçu contre les anévrismes n'eut
qu'une seule fois son application à l'homme, le
15 juin 1759. Il s'agissait d'une petite plaie de l'humé-
rale consécutive à une saignée. Hallowel pour les uns,
Lambert, pour les autres, en pratiqua la réunion au
moyen d'une fine aiguille d'acier et d'un fil entortillé.
Quatorze jours après, l'aiguille tombait d'elle-même et
le malade sortait de l'hôpital complètement guéri, avec
un pouls radial bien perceptible.

Profondément impressionné par ce succès, Asman,
en 1772, tenta la suture de l'artère fémorale. Mais le
résultat ne répondit pas à ce qu'il espérait de ses expériences et il attribua à la circulation collatérale le rétablissement et la conservation du pouls périphérique
que Hallowel avait constatés chez son malade.

La question en resta là pendant plus d'un siècle.

Suture des artères. — Il faut en effet arriver à l'année 1889 pour voir ressusciter la suture. Jassinowski
le premier fit connaître le résultat de ses expériences.
Après lui les expérimentateurs se succèdent et viennent
confirmer ses travaux. C'est Burci, en 1889, Horoch,
Muscatello, en 1891, qui font la suture transversale
complète de l'aorte, Glück et Abbe, en 1894, avec
leur prothèse. C'est Dörfler qui, en 1894, démontre la
compatibilité parfaite du courant artériel avec la saillie
des points de suture dans le vaisseau. Ce sont Delbet,
Raymond, Petit, Jaboulay et Briau, Payr, qui utili-
sent les anneaux de magnésium, Bouglé, Carrel, à
Lyon, etc. Sans empiéter davantage sur le terrain

expérimental, voyons ce qu'a donné la suture artérielle chez l'homme.

Au mois de mai 1894, Haidenhain vit couronner par un succès la première suture qui ait été faite en clinique. Ce cas concerne une femme de cinquante-neuf ans, dont l'artère axillaire fut blessée d'un coup de ciseaux au cours d'un curetage de l'aisselle après l'extirpation d'une tumeur cancéreuse du sein. La plaie avait bien un bon centimètre de long. Il fit enfiler une longue aiguille ronde, comme on s'en sert pour les sutures intestinales, avec le catgut le plus fort qui pût y passer, et pratiqua une suture simple en surjet, adossant endothélium contre endothélium. Cinq mois après, la malade vint se montrer complètement guérie.

Manteufel, en 1895, fit la suture de l'artère fémorale dans un cas d'anévrisme artério-veineux du triangle de Scarpa.

La même année, Israël opérant une pérityphlite suppurée, fit à l'artère iliaque primitive une blessure oblique qui occupait environ les deux tiers de sa circonférence. Il pratiqua à la soie cinq points de suture perforants ; deux mois après, la malade allait très bien.

Le quatrième cas publié de suture artérielle appartient à Savanayeff qui sutura la fémorale à travers les tuniques adventice et moyenne pour une plaie longituninale de 1 centimètre. Son malade mourut au dix-neuvième jour d'une endocardite ulcéreuse.

La même année 1896, Orlow sutura la poplitée et l'amputation de la cuisse lui permit de constater que l'artère était perméable bien qu'un peu rétrécie.

Le cas suivant est de Murphy qui mit à profit sa

méthode d'invagination sur un Italien de vingt-neuf ans
et réussit le premier sur l'homme une suture circulaire.
Son malade avait reçu une balle dans le triangle de
Scarpa, et présentait au dix-septième jour un anévrisme
avec persistance des battements de la pédieuse et disparition de ceux de la tibiale postérieure. La veine
blessée aussi fut également suturée. Succès complet.

Au congrès de Moscou (1897), Djemil-Pacha, de
Constantinople, cite deux observations personnelles
de suture latérale de l'artère axillaire.

En 1898, Lindner fait une suture de la fémorale qui
intéresse toutes les tuniques.

Camaggio, suture également la fémorale, mais sans
points perforants.

Barré, la même année suture la carotide, et l'humé-
rale pour un anévrisme traumatique.

Kümmel, en 1900, pratique encore la suture circulaire
de la fémorale, mais sans invagination.

Ricard enregistre un nouveau succès avec la suture
de l'artère axillaire.

Körte considère que c'est là le meilleur traitement
dans le cas de déchirure des vaisseaux au cours de la
réduction des luxations de l'épaule.

Seggel, à Munich, suture la carotide chez un vieillard.

Enfin Ortiz de la Torre, en avril 1902, fait la suture
de la fémorale en plusieurs plans.

Telle est, en quelques mots, l'histoire de la suture
artérielle chez l'homme.

Suture des veines. — Quant à la suture des veines,
malgré Nicaize qui disait en 1872 : « Il n'y a pas lieu

de songer à cette opération dans le traitement des plaies des veines chez l'homme », son histoire clinique a suffisamment montré sa bénignité pour nous permettre de ne pas insister sur les expériences poursuivies depuis Ollier et Gensoul, par Horoch (de Vienne), en 1888, Mayr (1890), Tikhow (1894), Brachet, Raymond Petit, Romme et Kay.

La première observation de suture veineuse chez l'homme est donnée par Czerny, qui la pratiqua le 23 novembre 1881 sur la jugulaire interne ulcérée par suppuration. Deux jours après, le malade avait une hémorragie secondaire et mourait de pyohémie.

L'année suivante, Schede suture avec succès la veine fémorale ouverte au-dessous de son anastomose avec la saphène, dans l'extirpation d'une tumeur cancéreuse de l'aine.

Puis viennent les observations de Kohler, de Heinecke (1888), de Heinlein de Nuremberg (1890), de Max Schede (1892), de Kay (1891-1892).

Ricard, en 1895, rapporte deux cas : l'un de suture du tronc brachio-céphalique, après résection de la veine jugulaire interne ; l'autre, d'une dilatation ampullaire de la veine fémorale. Il n'y eut pas d'hémorragie ni de trouble circulatoire consécutif.

Schwartz, au 10ᵉ Congrès français de chirurgie (1896), ajoute quatre nouveaux cas.

Camaggio, en 1898, fait une suture double de l'artère et de la veine fémorales.

Enfin, Kummel, en 1900, après avoir réséqué 2 centimètres de veine crurale, suture bout à bout les deux extrémités du vaisseau sans invagination ni superposi-

tion aucune, et Payr, grâce à ses anneaux de magnésium, peut procéder à l'invagination de la veine fémorale, réséquée avec une tumeur maligne, chez un
homme de soixante-sept ans porteur d'un cancer de la
verge avec généralisation aux ganglions inguinaux.
Une pneumonie emporta le malade et permit d'extraire
la pièce parfaitement perméable quatre jours après
l'opération.

Actuellement, la chirurgie des veines est devenue
d'une pratique absolument courante.

Tous ces faits, appuyés par les recherches histologiques de Jacobsthal sur le processus de réparation des
plaies artérielles, de Burci sur le mode de réparation
des plaies veineuses, faisaient ressortir le contraste qui
existe entre ces deux ordres de vaisseaux au point de
vue de la tolérance qu'ils pouvaient offrir aux manœuvres chirurgicales. S'ils montrent comment l'asepsie
avait rendu bénigne toute intervention sur les veines,
les cas de suture artérielle que nous avons pu réunir
prouvent que l'on peut aujourd'hui intervenir aussi
impunément dans le domaine des artères.

En présence de pareils résultats, on comprend facilement que l'idée de suturer les lèvres d'une plaie
artérielle à celles d'une plaie veineuse ne devait pas
tarder à se faire jour.

Simple curiosité opératoire au début, cette opération
pouvait plus tard avoir un intérêt pratique.

Anastomose artério-veineuse. — Déjà, en 1881-1883,
François Franck, qui s'occupait alors de l'étude des
anévrismes, avait essayé, obéissant à un autre ordre
d'idées, de provoquer des anévrismes artério-veineux

en établissant une communication entre l'artère et la veine fémorales du chien.

Dans les premières expériences exécutées en un seul temps, on mettait à découvert la gaine des vaisseaux fémoraux sans l'ouvrir ; on introduisait par une des collatérales de la fémorale un bistouri à lame étroite très longue et tranchante seulement à son extrémité. La pointe perforait la paroi veineuse accolée à l'artère, traversait le tissu cellulaire dense qui unit ces deux vaisseaux et ouvrait ensuite la paroi artérielle dans le point correspondant. On établissait ainsi entre l'artère et la veine une communication plus ou moins large dans l'espoir de provoquer vers la veine le passage du sang artériel et d'obtenir une phlébartérie persistante.

Toutes ces expériences échouèrent ; le sang artériel s'épanchait dans la gaine et y formait une tumeur rapidement solidifiée qui interceptait le passage.

Dans une seconde série d'expériences exécutées en deux temps F. ouvrait la gaine et, avec une sonde cannelée promenée dans le sens des vaisseaux, il détruisait le tissu cellulaire qui les unit sur une longueur de 1 à 2 centimètres. L'opération étant faite aseptiquement, on refermait la plaie et, au bout de quelques jours, l'animal étant guéri, on passait au deuxième temps de l'expérience. Une incision amenait de nouveau sur la gaine que l'on n'ouvrait pas cette fois-ci, et dans laquelle on pouvait supposer que la première opération avait amené de solides adhérences entre les deux vaisseaux ; la perforation artério-veineuse était alors établie de la même façon que dans les expériences à un seul temps, en passant par la veine et en incisant les deux parois accolées l'une à l'autre. Dans plusieurs cas, une communication persistante entre l'artère et la veine fut obtenue sans véritable tumeur anévrismale, mais avec une notable dilatation de la veine fémorale.

En 1896, au moment où Haidenhain publiait ses travaux, Raymond Petit faisait paraître une note sur la nature et l'anastomose des artères et des veines. Il établissait que les anastomoses veineuses sont possibles, ce qui, du reste, avait déjà été fait (fistule d'Eck, etc.). Jamais il ne put arriver à anastomoser les artères avec les veines : il se servait du catgut et faisait l'anastomose latérale.

Mais c'est à San Martin y Satrustégui, à Madrid, que revient le mérite d'avoir systématiquement cherché à réaliser des anastomoses artério-veineuses pour montrer ce que donnerait la suture de deux tissus aussi différents que les tuniques artérielles et veineuses mises ainsi au contact des deux sangs de notre organisme.

Il fit pour cela, en 1898, une série de quarante expériences sur trente-six chiens de toutes tailles en opérant de préférence dans la région de l'aine, mais aussi au niveau du cou et dans d'autres régions traversées par de gros vaisseaux.

Voici le compte rendu de cette première série d'expériences tel que San Martin lui-même l'expose dans son *Discurso* :

Dans la région fémorale, après asepsie du champ opératoire et anesthésie de l'animal, je fis une large incision de 8 à 10 cen-

timètres. Le paquet vasculaire une fois mis à nu, je séparai
l'artère de la veine, sur une étendue de quelques centimètres et
posai une ligature sur cette dernière, à la partie supérieure de la
plaie.

Je plaçai prudemment une pince de Péan sur le bout central
de l'artère, et une autre sur la veine, au bas de la plaie.

L'ischémie provisoire étant ainsi faite, je sectionnai complètement l'artère et pus remarquer que son bout périphérique ne
donnait point de sang, bien qu'il n'y eût sur lui ni pince ni
occlusion quelconque. Je coupai aussitôt la veine transversale-
ment, non sans prendre la précaution d'introduire une sonde
pour prévenir l'affaissement des parois et, par un procédé presque
identique à l'invagination de Murphy, que je ne connaissais pas
encore, je fis pénétrer l'artère dans la veine, assurant cette
sorte d'invagination par deux ligatures au catgut faiblement
serrées qui servaient d'appui à l'anastomose et empêchaient
l'hémorragie par les espaces intersuturaux. Celle-ci était
d'ailleurs arrêtée par une compression légère maintenue quelques instants. Les pinces une fois enlevées, le sang se précipitait
dans le bout invaginé et surtout dans la veine invaginante lui
communiquant une teinte rosée très différente de celle qu'elle
présente ordinairement.

Le bout libre de l'artère exsangue pendant l'opération,
trente ou soixante secondes après qu'elle eut été finie et que
libre cours eut été donné au sang, commençait à charrier un
liquide qui, par la couleur, donnait l'impression d'un mélange de
sang artériel et veineux, comme si le courant sanguin inverti
des veines dans les artères continuait son mouvement vivifiant.

Je liai alors ce bout périphérique, suturai la gaine des vaisseaux, la peau, et laissai l'animal en liberté.

Pour plus de certitude, dans quelques expériences j'avais découvert la saphène de la jambe et pouvais voir ainsi s'invertir le
courant sanguin. Je pus noter comment elle se remplissait et
changeait de couleur au moment même où le sang artériel se
précipitait dans la veine de la cuisse.

Tous les animaux résistèrent admirablement à l'opération, sauf

ceux qui furent l'objet de manœuvres intra-péritonéales. Un des
chiens plus vigoureux *supporta pendant huit jours l'anastomose
de la carotide primitive à la jugulaire interne des deux côtés* ne
présentant rien de plus que les animaux qui respirent normalement. Malgré ces apparences trompeuses, il mourut cependant
au huitième jour d'une hémorragie et probablement asphyxié
par un œdème énorme du cou. Très peu de chiens opérés pré-
sentèrent de l'œdème ; beaucoup firent une hémorragie au huitième jour plus ou moins abondante et mortelle dans quelques
cas. Quant à la plaie cutanée, elle guérit d'ordinaire par première
intention. Chez quelques-uns on put noter un peu de suppuration. Dans deux ou trois cas seulement il y eut un véritable
phlegmon.

L'examen des pièces fut fait après un temps variant de quarante-huit heures à vingt jours. Je trouvai les vaisseaux complètement oblitérés par un caillot très étendu, déjà organisé à un
examen tardif, et la veine anastomosée à un stade d'atrophie très
marqué. Dans un seul cas, le vaisseau resta perméable pendant
plus de deux jours ; dans quelques-uns, la coagulation se fit dès
qu'on donnait passage au sang.

Ces résultats n'avaient rien de bien satisfaisant, mais
les données cliniques justifiaient assez une tentative
nouvelle pour que San Martin, deux ans après, reprît
ses expériences.

C'est à l'anastomose latérale qu'il demanda, cette
fois, de remplir les conditions que l'anastomose bout
à bout n'avait pu réaliser, et il la pratiqua de la façon
suivante :

Après avoir fixé l'animal sur une table, on rase et on désin-
fecte la partie antérieure du cou sur une étendue de 3o à 2o centimètres environ:
On donne rapidement le chloroforme et, l'anesthésie obtenue,

nouveau lavage au sublimé et isolement du champ opératoire
par des linges bouillis.

J'incisai alors longitudinalement le cou à 4 centimètres environ de la trachée, sur le sillon intermusculaire correspondant au paquet cervical et, celui-ci découvert, j'obtenais l'ischémie par quatre sondes en caoutchouc (S. de Nélaton) passées sous les vaisseaux aux deux extrémités de la plaie. Ceci fait, avec un couteau de Grœfe, je pratiquai une boutonnière sur la carotide et une autre adjacente sur la jugulaire, toutes les deux longitudinales et longues de 1 centimètre. Avec une aiguille très fine et pourvue d'un fil de soie également très fin, je passai un point de l'artère à la veine, puis, par un nœud, je rapprochai les vaisseaux. Ceux-ci étant amenés en contact plus intime, tenant de la main gauche le petit bout du nœud, je suturai d'abord les bords profonds ou postérieurs de l'artère et de la veine par un surjet à points perforants et rapprochés; arrivé aux commissures inférieures de la boutonnière, je fis un point d'exacte coaptation avant de passer à la réunion des bords antérieurs qui s'obtint d'ailleurs très facilement, j'arrivai ainsi à mon point de départ.

Cette suture antérieure ne me préoccupait pas, car ses défauts étaient facilement corrigibles; mais la suture postérieure m'inspirait plus d'inquiétude, car une hémorragie par les espaces intestinaux ou par les points perforants m'obligerait à tordre les vaisseaux à 180 degrés, c'est-à-dire à leur faire exécuter un demi-tour, sous peine de faire céder tous les points antérieurs. Contre-temps qui devait compromettre la nutrition du paquet par la torsion de la veine ou le succès de l'anastomose par le relâchement des fils.

Heureusement, l'hémorragie au lever des sondes ischémiantes ne parut pas en arrière. Celle des points antérieurs et des commissures céda à la compression : une seule fois il fallut faire un nouveau point de consolidation. Cette hémorragie immédiate arrêtée, j'enlevai le tampon de coton que je tenais appliqué pour l'hémostase, et l'on vit le sang remplir l'artère et se précipiter dans la veine en lui communiquant une teinte rosée et des battements artériels.

Deux chèvres furent aussi mises en expérience : le résultat fut le même dans les deux cas. La troisième mourut de syncope chloroformique avant même qu'on ait ouvert les vaisseaux. Le météorisme dû au chloroforme une fois passé, au bout de 24 heures, les deux bêtes se portaient déjà bien et mangeaient, comme d'ordinaire, sans manifester aucun trouble circulatoire ou cérébral. Cinq jours après, ces chèvres étaient menées à Madrid et mises à brouter avec un troupeau.

Au bout de trois mois et demi, le 27 décembre dernier, la pièce fut extraite de la première des chèvres opérées.

Nous trouvâmes d'abord la plaie si bien cicatrisée que sans la palpation on ne pouvait en déterminer le siège, bien que la région fût rasée. La carotide était animée de forts battements et présentait ses dimensions normales ; la veine, au contraire, était atrophiée, presque vide de sang au-dessous de l'anastomose, c'est-à-dire du côté du cœur, et distendue, avec sa coloration bleue ordinaire, sans battements du côté de la périphérie.

Le siège de l'anastomose ne pouvait guère être déterminé à la simple inspection mais correspondait au point où la veine se rétrécissait brusquement, comme on pouvait s'en assurer par le toucher.

La pièce ayant été prélevée, il fut impossible par des injections d'eau poussées dans différentes directions de faire la démonstration de la communication artério-veineuse ; on l'ouvrit alors avec des ciseaux, et nous vîmes un bord proéminent dans la veine qui paraissait correspondre au passage du sang.

L'examen histologique a montré que les parois de l'artère et de la veine réunies étaient épaissies et formées presque exclusivement de tissu conjonctif avec des fibres musculaires rarissimes et des fibres élastiques : ce tissu conjonctif était pauvre de cellules et présentait au total une phase avancée de cicatrisation.

Les *vasa vasorum* abondaient et avaient acquis un volume inusité occupant toute l'épaisseur des vaisseaux jusque très près de l'endothélium. Enfin, bien que sur une longue étendue les lumières artérielle et veineuse aient été trouvées séparées par une cloison conjonctive, en un point, cette cloison se détachait à la manière d'un éperon comme si là s'était établie la continuité des courants.

Ces faits mettaient hors de doute que le mélange des deux sangs peut se faire sans accidents fâcheux. L'examen de la deuxième chèvre fut remis à plus tard et n'a pas encore été fait que nous sachions.

Il ne restait plus, pour mettre à profit les résultats de ces recherches fécondes, qu'à appliquer à l'homme ce nouveau procédé thérapeutique. C'est ce qui fut fait à Madrid, cette année même par San Martin et Bravo, et à Lyon par M. Jaboulay, le 14 juin 1902.

Malheureusement, dans les trois observations que l'on possède actuellement, le succès ne répondit pas toujours aux espérances qu'on peut fonder sur la méthode. Deux des malades étaient atteints d'endartérite oblitérante avec des lésions si avancées, et une marche si rapide de l'affection que l'oblitération des vaisseaux eut vite fait de gagner le siège de l'anastomose pour remonter même au delà. L'amputation de la cuisse fut nécessaire et la mort survint dans ces deux cas.

Quant à l'opéré de San Martin, qu'on peut enregistrer comme un succès, si l'observation n'est pas absolument probante, elle n'en montre pas moins que l'anastomose des vaisseaux fémoraux peut se faire impunément chez l'homme.

Les expériences méritaient donc d'être continuées. San Martin y Satrustegui, dans son discours à l'Académie, annonçait une troisième série d'anastomoses latérales avec de nombreuses modifications apportées à la technique.

A Lyon, nous pouvons mentionner les essais de MM. Bérard et Carrel (communication orale) qui ont anastomosé bout à bout, artère à veine, les gros vaisseaux de la cuisse chez le chien, et rapporter les expériences de MM. Carrel et Morel. Ces messieurs, sur les conseils de notre maître, qui se proposait d'anastomoser la carotide à la jugulaire chez l'homme, pratiquèrent dans le laboratoire de M. le professeur Soulier, l'anastomose bout à bout de la jugulaire et de la carotide sur deux chiens.

Le procédé employé fut celui dont M. Carrel s'était déjà servi dans ses essais de transplantation des viscères. La circulation se rétablit facilement et l'on vit le sang carotidien distendre la jugulaire qui battait ; mais sur l'un des chiens, là plaie s'infecta ; il se fit un phlegmon et, au huitième jour, la jugulaire ne battait plus.

Une incision faite sur le point de l'anastomose menait sur une gangue inflammatoire où se perdaient les extrémités vasculaires.

La suture était assez solide cependant une traction exercée sur l'artère et sur la veine suffit à les désunir. Un caillot occupait la lumière de la veine sur une étendue de 2 centimètres.

Chez l'autre chien, la réunion se fit par première intention. Au bout de trois semaines, on sentait la jugulaire, transformée en un cordon dur, battre sous le doigt et l'auscultation faisait entendre un souffle systolique explicable par la différence de calibre de l'artère et de la veine.

Depuis, on n'a jamais observé de troubles fonctionnels apparents et actuellement, cet animal est à la campagne en parfaite santé.

C'est là un succès évident qui termine heureusement cet exposé de la question. Il vient démontrer la possibilité expérimentale d'une anastomose bout à bout des vaisseaux du cou chez le chien, il ne peut que nous engager à tenter dans cette voie originale de nouveaux efforts.

Chez l'homme, les cas auxquels on s'est adressé sont trop mauvais pour que les résultats obtenus permettent d'en tirer des conclusions suffisantes. On ne pouvait même pas s'attendre à une réussite dans les conditions où l'on opérait. Peut-être trouverons-nous, ailleurs que dans le domaine expérimental, des arguments suffisants pour justifier de nouvelles tentatives dans des cas où une pareille intervention pourra plus sûrement rendre de bons services.

CHAPITRE II

JUSTIFICATION DE LA MÉTHODE
SES INDICATIONS

Les résultats expérimentaux, nous venons de le voir, n'ont pas toujours été très remarquables. Et cependant, on n'attendit pas de résultats plus probants pour tenter sur l'homme cette nouvelle opération que l'on se proposait d'ériger en traitement. C'est que tous les chirurgiens, qui s'étaient occupés de suture, avaient démontré combien plus facile était la chirurgie des vaisseaux - chez l'homme, grâce à leur volume plus considérable et à l'asepsie plus facilement réalisable. Ce sont là évidemment des considérations qui ont trait plutôt au manuel opératoire, mais elles font ressortir ici que, malgré les conditions défectueuses où l'on se trouve pour faire de pareilles interventions sur l'animal, jamais on n'eut à déplorer d'accident fâcheux qui aurait pu proscrire toute tentative nouvelle dans la voie où l'on s'était engagé.

Si l'on eut à constater la formation de phlegmons au niveau de l'anastomose, si à la suite de ces suppurations beaucoup d'animaux trouvèrent la mort par hémorragie secondaire, si San Martin vit mourir une de ses chèvres de syncope chloroformique, les deux autres entrèrent en gestation et l'auraient menée à bien si l'une d'elles n'avait été sacrifiée pour les besoins de l'examen. Jamais il ne fut observé d'embolies sanguines ou gazeuses, ou d'autres troubles fâcheux ; jamais on n'eut à constater de troubles fonctionnels apparents. Voilà ce que nous donne la physiologie expérimentale.

Il y eut des insuccès, c'est vrai, mais à quoi les devait-on ? A un défaut de technique, comme on en observe toujours dans les premiers essais. Tout cela ne serait pas suffisant pour établir le bien fondé de la méthode, si nous n'avions dans la pathologie humaine toute une catégorie de faits ayant pour nous la valeur de véritables expériences : je veux parler des anévrismes artério-veineux.

Nous trouvons là, réalisé spontanément ou accidentellement, tout ce que nous cherchons à obtenir chirurgicalement et leur étude ne peut que nous fournir des arguments en faveur de l'anastomose artério-veineuse.

Certes, le fait, qu'au xviiie siècle, il importait peu de faire communiquer, par une saignée maladroite, l'artère et la veine d'un homme sain, ne suffirait pas aujourd'hui pour autoriser un chirurgien à reproduire la lésion avec toutes les perfections de l'art moderne et dans un but thérapeutique bien justifié. Voyons si, dans l'histoire de ces anévrismes, nous trouvons quelque chose qui puisse contre-indiquer notre intervention dans les cas où elle serait la suprême ressource.

Et d'abord, ayons bien soin de rappeler la différence que les auteurs établissent entre la varice anévrismale et l'anévrisme variqueux dont la tumeur vasculaire peut être la cause de graves complications. L'anastomose latérale est la phlébartérie type de Broca, et jamais l'on n'a vu se former de dilatation anévrismale au niveau d'une suture artérielle ou veineuse. Ce point-là bien établi, voyons quels troubles peut apporter ce mélange des deux sangs en un point quelconque de l'économie.

Au membre supérieur les anévrismes artério-veineux ont toujours été considérés comme bénins ; et le malade de Richerand qui demandait à être exempté de service, mais lui avouait n'être géné en rien pour les travaux les plus violents, en est bien la preuve, même lorsque ces anévrismes sont décelés.

Après Delbet, Termes considère que l'anévrisme artério-veineux au membre inférieur même le plus bénin y constitue toujours une véritable infirmité. Cependant dans une observation de Vallas (1886, il s'agit d'un cas type de varice anévrismale), nous cherchons en vain des troubles fonctionnels, des troubles de sensibilité, des troubles de nutrition. Et si nous voulons donner le plus noir aperçu des troubles observés dans les cas graves, voici ce que nous avons :

Des troubles dans la circulation capillaire, grâce à l'augmentation de pression dans les veines et sa diminution dans les artères ; nous trouvons alors de la cyanose, de l'œdème, manifestation de la stase sanguine et tout un ensemble de troubles sensitifs, moteurs et trophiques.

Le malade éprouve des fourmillements, des crampes s'irradiant dans le membre atteint. Il existe parfois de vraies douleurs névralgiques sur le trajet des troncs nerveux. Plus rarement on constate des zones d'anesthésie cutanée, les muscles sont affaiblis, les mouvements se trouvent gênés, quelquefois on a des troubles de calorification.

La nutrition des tissus est modifiée dans les cas graves. Ce sont le plus souvent des phénomènes d'hypertrophie que l'on constate : les os, les muscles sont augmentés de volume, la peau elle-même est épaissie ; les poils sont allongés et plus gros, les ongles sont hypertrophiés, le membre est dans son ensemble plus volumineux que du côté sain (observation Cordonnier). Mais ne sont-ce pas là des phénomènes que l'on peut mettre à profit dans certains cas de régénération à obtenir ; et ne voit-on pas les chirurgiens favoriser la consolidation d'un cal osseux par une bande d'Esmarch légèrement serrée qui entraîne la stase veineuse.

Quoi qu'il en soit, à côté de ce tableau, que de cas n'ont même pas été signalés ! Qu'est-ce que tout cela à côté des menaces pour lesquelles on devra intervenir ! En présence d'un membre qui se gangrène, n'aura-t-on à l'esprit que le cas de Polaillon dont la malade devint épileptique après la formation d'une varice anévrismale de la racine de la cuisse, par suite de la dilatation consécutive de l'aorte et du cœur qui avait amené des troubles profonds dans l'irrigation des centres nerveux ?

Au cou, ces sortes d'anévrismes ne sont pas extrêmement rares et nous nous proposons d'y revenir plus longuement à propos des indications. Nous verrons d'ailleurs qu'ils sont en général bien supportés. Et si nous voulons maintenant avoir une idée plus nette de l'influence que peut exercer sur l'économie ce mélange

des deux sangs, en dépit de toutes les lois physiologi-
ques, prenons-le au moment où il est lancé dans l'organisme. Examinons le cas de Perthes (cité par San Martin)
qui, à ce point de vue, nous paraît des plus concluants.

Voici ce que nous y voyons :

Un individu de vingt-six ans, en 1887, est opéré d'un empyème
et en 1890 subit la résection de la huitième côte. La suppuration
ne diminue pas ; le malade, incapable de tout travail, tente de
se suicider le 27 juin 1896. Transporté à l'hôpital trois heures
après l'accident : P. = 100-110, petit, irrégulier. T. = 36,4.
R. = 42. Crachats sanguinolents. Quelques jours après, énorme
rétraction de la moitié gauche du thorax, scoliose, chevauche-
ment des fausses côtes à gauche.

Sous l'angle de l'omoplate, dépression cicatricielle, fistule
communiquant avec une cavité de 8 centimètres d'étendue.
Orifice d'entrée dans le deuxième espace intercostal gauche, à
3 centimètres du sternum. A ce niveau, forte pulsation se propa-
geant à une assez grande distance.

Bruit de frottement. Matité absolue au-dessous de la blessure
tympanisme au-dessus. Léger murmure respiratoire, seulement
au-dessous de l'angle de l'omoplate.

Dans-toute la partie antérieure de la moitié thoracique gauche,
bruit de soufflet caractéristique isochrone aux battements car-
diaques ; en arrière, maximum dans le cinquième et le sixième
espace intercostal. Souffle continu avec redoublement systolique.
Propagation des bruits dans les carotides plus prononcés à
gauche. Foie abaissé de trois travers de doigts. Urines, pas d'albumine.

Le malade s'améliora rapidement. Le sang disparut des crachats. P. régulier = 120. Radiographie révéla le projectile
enfoncé dans le corps de la sixième vertèbre dorsale qui avait dû
intéresser le cœur ou les grands vaisseaux.

Perthes arriva à reconstituer la lésion avec diagnostic de blessure de l'artère pulmonaire ou de l'aorte, ou des deux à la fois.

18 août 1896. — Thoracoplastie suivant le procédé Estlauder-Schede (anesthésie au chloroforme, résection de 8 centimètres de côté de la troisième à la huitième inclus, extirpation de la plèvre pariétale épaisse de 2 centimètres). La convalescence suivait son cours quand, le 14 avril 1897, brusque élévation de température, 40 degrés et pneumonie du côté droit à laquelle le malade succomba le quatrième jour.

A l'autopsie, lésions thoraciques et pulmonaires mises à part, on trouva le cœur très augmenté de volume avec hypertrophie de l'oreillette et du ventricule droit, et dilatation du ventricule gauche. L'artère pulmonaire gauche présentait à 2 centimètres de la bifurcation et à 6 cm. 5 des valvules semi-lunaires un orifice de 6 millimètres communiquant avec l'aorte descendante.

L'aorte se trouvait lésée à 4 centimètres au-dessous de la naissance de la sous-clavière gauche; la communication entre les deux vaisseaux s'était convertie en un conduit de un demi-centimètre de long, perméable, et à parois lisses. En face de cet orifice, on voyait une autre plaie du vaisseau : l'orifice de sortie du projectile conduisait dans un sac anévrismal correspondant au corps de la sixième vertèbre dorsale.

Voilà donc un malheureux qui put vivre presque un an avec son anévrisme artério-veineux, malgré une opération de la plus grande gravité, et sans la pneumonie finale qui l'emporta, il paraissait devoir supporter, pendant bien plus longtemps encore, une lésion par où se faisait, à la naissance même des deux voies sanguines, le mélange des deux sangs.

Ceci nous dispense de commentaires cliniques.

Ce n'est pas tout. Nous connaissions les circulations dérivatives notées par Müller (1884), Cl. Bernard (1855), Sucquet (1862), Arnold et Hoyer (1877), tour à tour niées par Sappey et Vulpian et remises en évidence par Bourcerat, en 1885. Ces circulations spéciales étaient formées de lacis de petits vaisseaux (d'un diamètre inférieur à 0,1 millimètre) faisant communiquer artères et veines.

Debierre et Girard ont vu mieux. Ces auteurs, en 1895, décrivaient des anastomoses directes entre les artères et les veines par l'intermédiaire d'un vaisseau transversal d'un calibre beaucoup plus fort que le calibre des capillaires ou des vaisseaux dits de Sucquet, et cela aussi bien chez l'adulte que chez l'enfant: Ces anastomoses faciles à suivre et à disséquer se rencontraient sur le trajet des grandes voies sanguines et particulièrement aux plis de flexion des membres. Dans un cas, cette disposition existait des deux côtés entre la veine et l'artère iliaque externe. Dans un autre l'aorte et la veine cave communiquaient.

En plus du rôle physiologique qu'on peut attribuer à ces dispositions anatomiques, Gérard faisait ressortir l'importance de ces anastomoses qui pouvaient contribuer pour une large part à la nutrition des lambeaux dans les amputations. La veine, en charriant du sang moitié rouge moitié noir, agissait presque à la façon d'une artère.

Ainsi donc l'anatomie, la physiologie pathologique, la clinique fourmillent d'arguments en faveur de l'anastomose chirurgicale ; nous ne voulons pas nous étendre sur les considérations auxquelles le rapide examen que nous venons de faire pourrait donner lieu. Nous avons hâte de poser quelques indications pratiques.

D'abord les *lésions opératoires des vaisseaux*. Est-ce que l'anastomose artério-veineuse pourrait être ici d'un grand secours ? La suture certainement trouvera plus

souvent son emploi, mais cependant dans une certaine
limite. Nous savons qu'on n'a pas encore pu suturer des
plaies artérielles longitudinales ou obliques de plus de
3 centimètres, ni même les plaies transversales dépas-
sant la moitié du calibre vasculaire. L'invagination des
deux extrémités du vaisseau ne peut se pratiquer pour
des résections artérielles de plus de 4 centimètres.
Alors, que faire dans ces cas ? Faut-il retourner à la
ligature ? doit-on amputer ? Mais, pour une question de
quelques millimètres, c'est changer une intervention
brillante en un ravaudage chirurgical. Ne vaut-il pas
mieux alors pratiquer une anastomose au-dessus de
la plaie artérielle ? Et si nous nous rappelons les essais
de greffe artérielle de Jaboulay, qu'est-ce qui empê-
cherait de faire une seconde anastomose au-dessous,
entre la veine et le bout périphérique de l'artère, pour
substituer ainsi au tronçon d'artère réséqué un tronçon
veineux autoplastique ?

A côté de ces lésions de continuité survenues au
cours d'une opération, on peut placer, semble-t-il, les
plaies accidentelles par instrument tranchant, comme
on en observe assez fréquemment au niveau du bras
ou de la cuisse. La fémorale est sectionnée chez un
enfant; on peut lier l'artère, la circulation a beaucoup
de chances de se rétablir rapidement par les voies collatérales. Mais chez un adulte, chez un vieillard où les
artères ont acquis leur développement définitif, où la
circulation collatérale, les voies dérivatives sont insuf-
fisantes à rétablir le cours du sang, le membre ainsi
frappé est fatalement voué à la gangrène. L'anastomose alors sauverait d'une amputation.

Il en est de même pour ces *gangrènes traumatiques* dues aux lésions des tuniques interne et moyenne de l'artère, quand la veine n'est pas rompue en même temps par la contusion.

Et dans ces *embolies* des grands vaisseaux des extrémités qui surviennent au cours ou pendant les convalescences des maladies graves, n'y a-t-il pas là une indication bien nette à l'anastomose? L'on pourrait évidemment avant de faire l'amputation appliquer à ces cas la méthode de Sabaneyeff qui va à la recherche du caillot en incisant l'artère ; mais l'endothélium déjà altéré par la présence du caillot n'est-il pas une nouvelle cause à thrombus? On pourrait alors supprimer tout le segment du vaisseau occupé par le caillot ; mais son étendue est peut-être trop grande. L'ablation d'un membre est dans ces cas une intervention assez grave pour qu'on soit autorisé à essayer d'un moyen moins radical.

Quant aux *gangrènes spontanées*, leur pathogénie est si obscure que, pour elles, les indications de l'anastomose artério-veineuse le sont aussi. C'est ici, en tout cas, que se dresse la question des artérites oblitérantes. Les cas qu'on en a rapportés sont heureusement rares, une trentaine environ ; on en connaît le pronostic, on sait à quel triste sort sont voués les malades qui en sont atteints et les résultats qu'on a obtenus en s'adressant à eux pour essayer du nouveau moyen thérapeutique ne sont guère encourageants.

Parfois, d'ailleurs, les reins sont atteints d'endophlébite et l'on doit se demander, à ce propos, si les veines s'altèrent par simple non-usage consécutivement à l'oblitération des artères, ou si dès le début elles s'altèrent parallèlement à celle-ci pour devenir impropres au transport du sang. Question à résoudre.

Mais à côté de ces cas où toute intervention est pour ainsi dire inutile, il en est d'autres qui guérissent après une amputation. Chez eux, les foyers d'artérite sont localisés, MM. Gallois et Pinatelle en ont réuni quelques cas. Une anastomose pratiquée à temps n'empêcherait-elle pas une intervention plus grave et jusqu'ici regardée comme la seule ressource ?

Les anévrismes pourraient peut-être trouver dans l'anastomose pratiquée au-dessus du sac, un nouveau mode de traitement.

L'extirpation de l'anévrisme lui-même aurait moins de détracteurs, si le principe de l'autoplastie, tel que nous l'indiquions, voyait son application devenir d'un usage plus courant.

Enfin, M. le professeur Jaboulay, dans la séance du 9 juillet 1902 à la Société des sciences médicales de Lyon, émettait l'idée qu'on pourrait peut-être envoyer ainsi du sang artérialisé au *cerveau* dans le cas de *thrombose artérielle*, ou *d'idiotie* par arrêt de développement cérébral.

Certes, la question est délicate, et ce n'est pas avec nos propres ressources que nous nous permettrons de venir ici donner sur ces points des indications précises.

Nous avons vu qu'à la suite des anévrismes artério-veineux de la racine de la cuisse, on avait observé des phénomènes de nutrition exagérée avec augmentation de volume du membre et hypertrophie des éléments cutanés. Ne pourrait-on pas se demander si ces phénomènes ne se passeraient pas aussi bien du côté du cerveau, si ce sang artérialisé, en venant apporter aux cellules les éléments nutritifs dont elles manquent ne leur rendrait pas une partie de leurs propriétés ? Pourquoi, en tout cas, ne pourrait-on pas, en opérant vite chez un vieillard qui vient d'avoir un ictus, prévenir les lésions de nécrose ? Mais pourra-t-on intervenir ?

Pour ce qui est de l'idiotie, la question est encore plus complexe. L'idiotie n'est malheureusement pas une entité morbide, il y a des causes multiples d'idiotie par arrêt de développement, et s'il en est qui sont dues à un défaut ou à une anomalie d'irrigation, justiciables d'une anastomose vasculaire, peut-on les diagnostiquer ?

Ce ne sont certainement pas les cas où le cerveau est comprimé par du liquide extravasé, dû à un défaut de circulation veineuse, qui seraient justiciables d'une anastomose de la jugulaire à la carotide.

Faut-il espérer pouvoir refaire de la sorte la substance cérébrale des idiots par suite d'affections intra-utérines ? Il faudrait en tout cas intervenir de bonne heure, à un moment où il est difficile de diagnostiquer l'idiotie ; et si les parents acceptaient ou désiraient l'intervention, le chirurgien la tenterait-il ?

Mais il est toute une catégorie d'idiots où l'anastomose de la carotide primitive avec la jugulaire interne pourrait peut-être rendre des services. C'est chez les idiots hémiplégiques et épileptiques ; chez tous ceux où les lésions sont localisées, le plus souvent dans le domaine de la sylvienne, chez un sujet d'un certain âge, en bonne santé apparente, jusqu'au moment où les premiers troubles se sont manifestés, en général, au cours de la croissance.

Il faudrait cependant expérimenter encore. Rien ne serait plus facile, par exemple, que de prendre de jeunes chiens et de les rendre idiots d'abord. Car, si l'on ne peut affirmer la guérison de l'idiotie, on peut la provoquer. Il suffirait pour cela d'empêcher l'arrivée au cerveau du sang artériel, en liant la carotide à différents niveaux. On conserverait quelques chiens comme témoins ; puis, au bout d'un certain temps, on pratiquerait l'anastomose de la carotide à la jugulaire chez les chiens primitivement rendus idiots, et l'on verrait alors ce que deviendraient les troubles et les lésions.

Quoi qu'il en soit, nous pouvons toujours nous demander, en vertu du vieil adage : *primum non nocere*, si le cerveau, pour le bon fonctionnement duquel le sang artériel le plus pur paraît indispensable verrait, sans trop de désagréments, modifier ainsi la nutrition de ses cellules par l'apport, grâce à des voies nouvelles, d'un sang veineux artérialisé.

C'est encore dans l'étude des anévrismes artério-veineux que nous allons chercher une réponse à cette question et nous pouvons maintenant insister davantage sur ce point, que nous n'avons fait qu'effleurer plus haut, à dessein.

Ces anévrismes artério-veineux du cou, quoique relativement rares, ont été assez bien étudiés et, si l'on se reporte au mémoire que Pluyette leur consacre, nous voyons qu'il leur accorde un certain degré de bénignité, au moins pour ce qui concerne les anévrismes bas situés de la carotide primitive et de la jugulaire interne.

Insister sur la dilatation au cou, à la face et au cuir chevelu des branches afférentes de la jugulaire du côté lésé, signaler l'œdème du cou dans quelques cas serait revenir sur les symptômes généraux de ces sortes d'anévrismes, et retomber dans des redites. On peut cependant faire remarquer la variabilité de ces signes, dont la plupart des auteurs ne font même pas mention. Mais ce qui doit nous importer davantage, c'est de savoir les troubles cérébraux qu'on a pu observer chez les malades porteurs d'anévrismes artério-veineux du cou, qu'ils aient été le fait d'un accident, d'un traumatisme, ou que la communication se soit établie spontanément.

Bien entendu, nous ne nous arrêterons pas ici non plus aux phénomènes généraux : stupeur, prostration, mouvements convulsifs, qui débutent avec la blessure et sont plutôt liés au traumatisme ou à l'hémorragie qu'à la communication des vaisseaux.

-- Cette affection est-elle compatible, d'abord, avec l'existence ?

Le doute n'est pas permis. Nous avons fait une étude assez complète de cette variété anévrismale, et voici ce que nous avons pu voir :

Presque tous les blessés quittèrent l'hôpital ou furent perdus de vue par les chirurgiens à des époques très diverses, alors que tout danger avait disparu.

Wuillaume laissa partir son soldat le 45e jour ; les deux militaires de Larrey le quittèrent au bout de deux

mois ; le marin de Chapplain abandonna l'hôpital le
67e jour ; l'étudiant allemand fut perdu de vue après
huit mois ; la malade d'Adam Lasies avait sa tumeur
depuis trente ans ; quand Lewis A. Stinson opéra son
boucher, l'anévrisme datait de vingt mois. Bécour a
retrouvé son forgeron treize ans après l'accident ; Verneuil son blessé quinze ans après. Le ferblantier de
Marx fut revu par ce chirurgien après vingt années ;
Lorsque Queirel observa son marin, l'affection datait
déjà de dix-sept ans et cet individu a encore vécu près
de dix ans.

Les blessés que le hasard a fait retrouver après un
temps relativement long avaient presque tous repris
leurs occupations. Bien plus, l'étudiant allemand se
livrait impunément à des écarts de régime ; le malade
de Levis à Stimson s'abandonnait à la débauche ; le
marin de Queirel s'adonnait à la boisson.

A-t-on observé des troubles graves d'ordre cérébral ?
Ils manquent le plus souvent.

Tous les auteurs s'étendent longuement sur les conditions dans lesquelles s'est produit l'anévrisme, ils
insistent sur le souffle, le thrill, les signes de la tumeur ;
tous passent rapidement sur les troubles cérébraux, ce
qui laisse supposer leur absence. Lorsqu'ils les signalent,
c'est de la céphalalgie, de l'insommie, phénomènes dus
le plus souvent au bruit de rouet que le malade perçoit
d'une façon continue. Celui de Verneuil reste cinq ou
six ans sans présenter aucun trouble du côté des sens,
ni en quelque lieu que ce fût ; celui de Becour se
croyait guéri quatre jours après l'accident.

Si l'on observe quelques troubles passagers, ils s'expliquent par la congestion cérébrale résultant de la stase du sang veineux ; ils disparaissent dès que l'encéphale s'est habitué à cet état hyperhémique. Chez un des soldats de Larrey, la douleur de tête fut pourtant très opiniâtre et persista pendant quelques jours. Elle finit par céder à la saignée de la temporale ; mais le blessé ne pouvait baisser la tête sans être pris de vertige, et de tendance syncopale.

Quand aux troubles de la vision et de l'audition, ils sont surtout secondaires : la congestion chronique de ces organes y produit à des degrés divers la diminution de la vue et de l'ouïe.

Il est cependant, dans l'histoire des anévrismes artério-veineux du cou, un cas dont l'évolution semblerait pouvoir assombrir ce tableau. C'est celui observé par Joret de Vannes, dont nous croyons devoir donner un court résumé de l'observation :

Coup de pistolet dans un duel, céphalalgie quinze jours après l'accident. Le malade au bout de cinq à six semaines avait de la peine à rallier ses idées lorsqu'il essayait de se livrer à un travail intellectuel.

Pendant les quatre ou cinq mois suivants, il présenta à plusieurs reprises des troubles cérébraux.

Enfin six ou sept mois après, l'observation note une paralysie commençante du côté droit et de la difficulté à trouver les mots.

L'année suivante (1836), la paralysie devient générale, l'idiotisme complet. Au mois de juin 1837, première attaque épileptiforme ; six semaines après, deuxième attaque ; au mois de septembre, troisième attaque.

Mort le 23 octobre, après affection pulmonaire qui dura dix-huit jours.

Il s'agissait d'un anévrisme de la carotide interne et de la jugulaire, de la grosseur d'un œuf de pigeon situé à la sortie du trou carotidien et formé en entier aux dépens de la carotide. Les parois de la veine avaient pris la consistance des parois artérielles.

Ce cas n'enlève rien à la bénignité des anévrismes du cou que nous cherchions à faire ressortir tout à l'heure. Il appartient à la catégorie de ceux pour lesquels Delbet fait un pronostic absolument sévère en raison même de la tumeur anévrismale qui avait ici amené au cerveau la gangrène que le même auteur envisage aux membres comme complication à redouter.

En second lieu, c'est un anévrisme du cou haut situé entre la carotide et la jugulaire internes. Il semble que dans ces cas, le pronostic doit être plus réservé.

Pourquoi ? La question est assez difficile à résoudre. La pression ne serait-elle plus suffisante pour éviter une stase trop considérable ? Le mélange des deux sangs à ce niveau ne permettrait-il pas au territoire irrigué de l'être par un sang suffisamment artérialisé ? Ou bien, la transformation artérielle des parois de la veine, pouvant, partie d'un niveau plus élevé, gagner les branches de distribution dans l'encéphale, produirait-elle des lésions que nous ne pouvons soupçonner ?

Toutes les hypothèses peuvent ici être émises ; mais quelle qu'en soit la raison, les anévrismes de la carotide interne et de la jugulaire paraissent plus à redouter que ceux de la carotide primitive avec la jugulaire.

Pluyette avait réuni 16 cas de cette dernière variété anévrismale : Delbet en rapporte 19. Nous pourrions ajouter à cette liste le cas de Duplay (1895) et celui de Thiéry (1897).

Le malade de Duplay était porteur de son anévrisme depuis douze ans, n'avait jamais éprouvé de troubles fonctionnels et ne se serait guère occupé de son affection sans le bruit de rouet qu'il percevait continuellement et lui rendait tout sommeil impossible.

Le malade que Thiéry présenta à la Société de Chirurgie portait son anévrisme artério-veineux depuis huit ans. Ces deux derniers cas viennent s'ajouter heureusement à ceux déjà connus pour confirmer encore ce qui ressortait de l'examen que nous en avions fait.

Ainsi, pour nous résumer, le mélange des sangs aussi près du cerveau est parfaitement compatible avec le bon fonctionnement de l'hémisphère irrigué.

Les phénomènes dus à la stase, lorsqu'on en observe, disparaissent à mesure que l'organe s'habitue davantage à cette hyperhémie.

Cette variété anévrismale est non seulement compatible avec l'existence, mais permet à celui qui en est porteur de se livrer à ses occupations journalières. Au cou comme aux membres, une anastomose artério-veineuse pourrait donc parfaitement être pratiquée si son efficacité thérapeutique dans le domaine de la carotide ou de la jugulaire venait à être démontrée. D'ailleurs, comme à ce niveau une anastomose bout à bout est probablement seule possible, c'est du sang artériel qui, au bout d'un certain temps, passerait seul par la veine ; il suffirait de savoir si les cellules cérébrales s'accommoderaient de cette inversion du courant nutritif.

Il est sans doute, pour cette nouvelle méthode, des indications encore nombreuses en clinique que nous ne pouvons entrevoir. Aussi, pourrions-nous, à la fin de ce chapitre, les résumer toutes en disant :

L'anastomose artério-veineuse est indiquée dans tous les cas où les artères ne peuvent plus suffire à leur rôle dans la nutrition des organes ou des régions qu'elles irriguent. L'intégrité fonctionnelle des veines est nécessaire pour sa réussite.

Elle peut être acceptée, puisqu'on n'a jamais vu, au niveau des sutures, se former des dilatations anévrismales, qu'on n'a jamais observé d'embolies ou de thromboses oblitérantes, que les hémorragies ne sont pas à craindre.

Enfin, ce mélange du sang artériel au sang veineux n'entraîne qu'exceptionnellement des troubles fonctionnels graves.

Nous en aurions fini avec ce chapitre, si deux objections, auxquelles nous voudrions essayer de répondre, ne se présentaient immédiatement à l'esprit :

1° Comment le sang artériel pourra-t-il cheminer dans les veines pourvues de valvules?

2° Comment s'effectuera le retour du sang ?

Les expériences de MM. Gallois et Pinatelle ont montré expérimentalement que, dans les veines des membres, les injections faites à la pression physiologique de l'artère correspondante n'arrivaient pas à forcer les valvules. Le liquide injecté revient par les anastomoses multiples qui abaissent la pression et créent des courts-circuits de retour. Si on pose sur les

collatérales des pinces hémostatiques, l'injection ne
passe pas et l'on romprait plutôt le vaisseau.

Cependant, nous avons vu qu'en clinique, dans les
cas d'anévrismes artério-veineux, le passage du sang
artériel dans le système veineux y produit des modifications dont les plus remarquables sont la dilatation des
veines et leur artérialisation.

Que ces modifications permettent au sang de passer,
on est en droit de le croire, puisque les pulsations sont
quelquefois perceptibles au-dessous du sac. Nous n'avons
pas trouvé beaucoup d'observations où la transmission
de ces battements était relatée ; mais, dans un cas de
Rheinhold, le thrill se percevait jusqu'au talon ; dans
un cas de Delbet, les battements se percevaient facilement dans la saphène interne au-devant de la malléole.
Chez un malade de la clinique de M. Jaboulay, le thrill
se percevait dans toute la jambe, alors que la lésion
siégeait à la partie inférieure de la cuisse.

Quant à la façon dont s'effectuera le retour du sang,
on ne peut supposer évidemment qu'il va se faire par
l'artère. Et cependant San Martin n'a-t-il pas vu, dans
une de ses expériences, le bout périphérique de l'artère
sectionnée se remplir d'un liquide dont la couleur
tenait à la fois du sang artériel et du sang veineux,
lorsque, l'anastomose bout à bout ayant été pratiquée,
il supprima l'hémostase temporaire? MM. Gallois et
Pinatelle ont encore vu que les capillaires ne se lais-
saient pas franchir. Mais il ne manque pas de voies
dérivatives : l'anatomie normale nous en donne la
preuve, et la clinique nous montre encore que le sang
veineux n'a pas besoin de sa voie principale pour

retourner au cœur. Dans bien des cas, où la fémorale fut réséquée sur une certaine étendue, il ne fut pas observé le moindre œdème du membre.

C'est, en tout cas, à l'avenir qu'appartient le soin de juger.

CHAPITRE III

OBSERVATIONS

OBSERVATION I

(Tirée du discours de San Martin y Satrustegui,
à l'Acad. de Méd. de Madrid.)

X...., cinquante-deux ans, originaire de Salamanque, cultiva-
teur, sans antécédents pathologiques, commence à éprouver en
août dernier des douleurs intenses dans le pied gauche, et surtout dans le gros orteil. Ces douleurs, à caractère intermittent,
s'irradiaient jusqu'au genou, très violentes dans la région interne
de la cuisse, et s'accompagnaient fréquemment de sensation de
froid et d'augmentation de la sécrétion sudorale dans la région
malade.

En novembre dernier, en ôtant un bandage qui enveloppait le
pied, il remarqua que son gros orteil présentait une couleur noi-
râtre, et l'ongle était si mollement fixé qu'il put l'arracher.

Pendant quelque temps encore, l'intensité des douleurs subit
des alternatives variées, puis finit par augmenter d'une façon
définitive en même temps que la gangrène gagnait en
étendue.

A l'entrée du malade dans le service, cette gangrène avait
détruit le gros orteil, une partie du second, et gagné le métatarse : une coloration suspecte envahissait la peau jusqu'à la
malléole.

On ne sentait de battements ni dans la tibiale postérieure ni
dans la pédieuse, ni même dans la poplitée, bien que le sujet fût

très maigre, alors que dans la fémorale les pulsations étaient si fortes qu'on les percevait à la vue dans tout le triangle de Scarpa.

Le cœur ne présentait rien d'anormal, de sorte que, en présence du caractère insupportable des douleurs, devant la nécessité urgente d'amputer, je me décidai à tenter l'anastomose artério-veineuse.

Le 7 courant, après asepsie répétée de toute l'étendue encore vivante du membre gangrené, on anesthésie le malade au chloroforme. Je pratiquai sur la peau, et suivant la direction des vaisseaux fémoraux, une incision de 12 centimètres environ s'arrêtant à l'entrée du canal de Hunter.

Il fut facile de découvrir l'artère, mais la veine était cachée derrière ce vaisseau et j'arrivai à croire qu'elle s'était atrophiée et complètement oblitérée. Je disséquai alors le paquet vasculaire pour le débarrasser des petits vaisseaux collatéraux des ramifications nerveuses et des tractus aponévrotiques.

A force de regarder, je distinguai un court segment, de couleur veineuse, et fortement adhérent au tronc artériel.

J'appliquai alors sur celui-ci, du côté abdominal, une sonde de Nélaton fixée par une pince, et posai une autre pince sur le bout périphérique de tout le paquet.

L'ischémie était ainsi faite, j'incisai les deux vaisseaux longitudinalement sur une longueur d'environ 8 millimètres.

Les parois de la veine étaient blanchâtres comme si jamais le sang n'y avait coulé ; l'artère, en revanche, ne cessait de donner, sans doute par les *vasa vasorum* ou par quelque petite collatérale dissimulée. Malgré ce contre-temps, la suture artério-veineuse (telle qu'elle sera décrite au manuel opératoire) put être menée à bien : elle suffit à arrêter l'hémorragie. Il n'y eut même pas le moindre suintement une fois les pinces enlevées. Le sang artériel passa sur le champ par l'artère, et le siège de l'anastomose apparut en légère saillie.

Mais la veine ne changea pas de couleur, soit qu'elle n'offrît pas un espace suffisant au passage du sang, soit que ses parois eussent perdu le peu d'élasticité dont elles jouissent normalement.

Le paquet fut aussitôt couvert par les plans musculaires ; un large drainage fut établi sous la peau. Sans faire de compression on appliqua un pansement et l'on procéda à l'ablation de la partie sphacélée du pied.

Le résultat immédiat de l'opération fut relativement satisfaisant. Les douleurs diminuèrent, soit parce qu'on avait enlevé la partie gangrenée, soit parce qu'on avait séparé les nerfs du paquet vasculaire auquel ils adhéraient fortement, soit parce que, grâce à l'anastomose, le membre commençait à être mieux irrigué.

Quoi qu'il en soit, au sixième jour, la plaie cutanée était réunie par première intention et l'artère battait, bien au-dessous de l'anastomose.

Malheureusement, cette phase de mieux fut enrayée par la réapparition des douleurs et de la fièvre : le malade présentait un mauvais état général ; bref des symptômes qui sans s'accompagner de gangrène demandaient une amputation.

Mon désir eût été alors, n'obéissant qu'à la suggestion expérimentale, d'amputer la cuisse, pour en extraire la partie opérée du paquet vasculaire ; mais un scrupule humanitaire me reporta au lieu d'élection à la jambe avec l'intention d'explorer le calibre vasculaire à la manière de Severeano, pour ensuite intervenir comme il serait nécessaire.

Je taillai, en effet, un lambeau postérieur d'amputation de jambe jusqu'à l'os pour arriver aux vaisseaux.

La veine charriait un sang noir : l'artère apparut vide. Un stylet introduit dans celle-ci par un mouvement de spire y pénétrait tout entier, c'est-à-dire sur une étendue de 3o centimètres environ, sans qu'on obtînt un jet de sang véritablement artériel. Etant donné le peu de sang obtenu, joint à celui de la veine et à celui qui sortait en quantité croissante des autres petits vaisseaux, je me décidai à achever l'amputation.

L'examen des vaisseaux montra l'artère tibiale postérieure oblitérée par une prolifération intense de la tunique interne. La lumière totale était rare et irrégulière (elle laissait passer le stylet, mais celui-ci rencontrait des obstacles mous comme certains rétrécissements urétraux). La tunique moyenne conservait ses éléments musculaires et élastiques, la tunique externe était légèrement épaissie avec des vaisseaux pour la plupart oblitérés. Il s'agissait donc d'une endartérite typique avec quelques rares lésions de périartérite. Celles-ci, au contraire, dominaient sur la tibiale antérieure qui arrivait à n'être formée que de tissu conjonctif presque fibreux avec une tunique interne très mince et une tunique moyenne disparue presque en totalité.

Sur la veine, c'est à peine si on notait autre chose que la disparition de l'endothélium, et encore la cause en était à ce qu'elle avait été portée au laboratoire sur une petite sonde. On pouvait remarquer cependant une légère tendance de la tunique externe à proliférer.

Les nerfs présentaient seulement des lésions de *vasa nervorum* analogues à celles-ci, et quelques signes de sclérose des gaines.

Il y avait donc, dans ce cas une grande différence de degré d'une même lésion sur des artères différentes et un véritable contraste entre l'état de désorganisation des artères et l'intégrité presque physiologique de la veine. L'atrophie que nous trouvâmes de ce vaisseau était probablement de simple non-usage et peut-être y aurait-on porté remède, si on l'avait pourvu de sang rouge à temps.

Comme il était à craindre, le nouveau moyen thérapeutique, en admettant qu'il eût pu être efffcace, dut ici arriver trop tard, car le malade mourut d'épuisement après une nouvelle amputation au tiers moyen de la cuisse et au-dessous de la suture vasculaire. Cela au treizième jour de l'anastomose, sans que les battements de la fémorale aient cessé jusqu'au dernier jour dans la région où l'on était intervenu.

OBSERVATION II

(Tirée du discours de S. Martin y Satrustegui).

B. H..., soixante-seize ans, né à Tolède, charretier.
Pas de syphilis, pas d'éthylisme.

Fit il y a dix mois, d'après ce qu'il raconte, un faux pas avec probablement entorse du pied droit, qu'un charlatan traita par un bandage très serré.

Au troisième jour, il dut enlever la bande parce que trois orteils avaient pris une couleur livide ; le malade avait gardé des douleurs fixes dans tout le pied.

Quelques mois après, on lui fit la désarticulation de ces orteils entre la première et la deuxième phalange ; en septembre dernier, ce qu'il en restait se détacha spontanément du métatarse.

A l'entrée du malade dans le service, sa lésion était moins étendue et moins douloureuse que dans le cas précédent Son grand âge n'était pas pour nous engager à pratiquer sur lui des essais opératoires.

On s'y décida cependant et une nouvelle expérience clinique fut tentée, exactement comme la première fois le 17.

Voici ce que cette seconde opération présenta de particulier.

L'artère et la veine adhéraient tellement l'une à l'autre que, pour l'hémostase, il fut nécessaire de faire exercer la compression par des tubes en caoutchouc qui englobaient tout le paquet dans leur constriction ; les nerfs cependant furent soigneusement dégagés. La veine fémorale était d'ailleurs remplie de sang ; mais ses parois épaissies ne permettaient pas de voir au travers la couleur de son contenu. De nombreuses collatérales artérielles et veineuses donnaient du sang en abondance : nous dûmes les lier chacune en particulier.

Arrivé au temps de l'incision des vaisseaux, la veine se prêta bien à l'action du bistouri et de l'aiguille ; mais l'artère, dont la tunique externe cédait à l'instrument coupant, avait une tunique moyenne blanche comme la chaux et dure comme du quartz où s'épointèrent deux bistouris. Craignant qu'elle ne résistât pas à la suture, je me contentai d'une ponction, et de coudre l'adventice à la moitié antérieure de l'incision veineuse.

Ceci fait, j'enlevai les ligatures et les vaisseaux se gonflèrent : la veine, comme je l'ai dit, n'était pas assez transparente pour montrer si le passage du sang artériel pouvait se faire par la petite ponction pratiquée. Je fermai la plaie par une suture profonde et laissai un drain sous la peau.

Sur le pied malade, j'essayai d'abord une nécrotomie ; mais comme il s'agissait d'un vieillard, une amputation de Syme me parut plus sûre.

Le cours post-opératoire dans ce second cas a été, jusqu'à ce jour, pleinement satisfaisant, puisque les douleurs ont disparu, que le moignon garde sa vitalité, et que la plaie fémorale s'est cicatrisée par première intention.

OBSERVATION III

(Prise dans le service de M. Jaboulay,
tirée de l'article de Gallois et Pinatelle, in *Rev. de Chir.*)

M..., quarante-sept ans, pâtissier.

Antécédents. — Père et mère morts d'affections indéterminées.

Pas de maladie importante à signaler.

Le malade nie toute maladie vénérienne ; il ne présente pas de stigmate, ni de signe actuel de syphilis.

Il n'a pas eu de paludisme.

Quelques habitudes éthyliques (absinthe assez rarement, un petit verre par jour d'eau-de-vie ou de cognac, trois litres de vin, léger tremblement des mains, pas de pituite, ni de cauchemars).

Tabagisme également modéré.

Il mène une existence sédentaire.

Pas de signes de brightisme, ni de diabète.

Pneumonie, il y a trois ans, pas de bronchites habituelles.

Début de l'affection date d'un an et demi environ, pendant l'hiver 1900-1901.

Le malade se mit à ressentir des douleurs dans le pied droit, parfois, mais rarement, dans le pied gauche. Ces douleurs, à peu près continues, revenaient par élancements intermittents, après la fatigue et la marche, pendant lesquelles le malade éprouvait

parfois de la claudication intermittente. Il put, néanmoins, conti-
nuer son métier pendant un an environ; la peau n'avait jamais
subi de modifications de couleur ou d'aspect.

En novembre 1901, il entra à l'Hôtel-Dieu; depuis une
quinzaine de jours, il éprouvait une sensation de froid au niveau
du pied droit et des picotements, remontant parfois jusqu'au
mollet; les douleurs étaient toujours modérées: rien du côté
opposé.

Les douleurs augmentèrent progressivement jusqu'au mois de
janvier 1902. A ce moment, le pied commença à noircir au niveau
du petit orteil. La gangrène évolua lentement et mit deux mois
pour gagner le gros orteil et la partie tout à fait antérieure du
pied, respectant la semelle plantaire. Elle resta toujours sèche, ne
s'accompagnant que d'un léger suintement hémorragique; jamais
de suppuration. Les douleurs étaient devenues très violentes.

Amputation de Chopart, le 15 mars 1902.

Cette amputation ne calma pas les douleurs qui revinrent dès
le deuxième jour; huit jours après, le lambeau était sphacélé.

La gangrène continua à progresser. restant toujours sèche et
remonta jusqu'à mi-jambe en un mois et demi; les douleurs,
plus vives que par le passé, nécessitaient de fréquentes injections
de morphine.

Au-dessus, le membre devenait froid jusqu'à la partie inférieure de la cuisse, les battements artériels n'étaient plus perçus
à la fémorale, ils étaient même diminués à la fémorale opposée;
aucune gêne de la circulation veineuse.

Pas de température; une ou deux petites escarres aux tro-
chanters.

Le reste de l'arbre artériel présente quelques signes d'athérome, les radiales sont dures et sinueuses, les temporales se des-
sinent sous les téguments.

Rien à l'auscultation du cœur, notamment de l'orifice aortique; l'aorte abdominale bat avec force.

Les autres viscères paraissent sains.

Les urines examinées à diverses reprises n'ont jamais contenu
ni sucre, ni albumine.

Le malade a été soumis pendant quelque temps et sans succès, au traitement par les peptones, puis à la médication de Túneük (cachets et injections rectales de sérum, qui furent bien tolérés).

Amputation de la cuisse droite à la partie moyenne, le 1er mai 1902, nécessitée par les progrès de la gangrène et surtout par l'intensité des douleurs.

Cette opération est pratiquée sans application de la bande d'Esmarch. Les tissus superficiels sont exsangues ; un jet de sang très faible s'échappe de la lumière des grosses artères ; seules, la fémorale et la fémorale profonde doivent être liées.

Sur la cuisse amputée, une portion des vaisseaux poplités est prélevée pour l'examen histologique.

La guérison opératoire fut normale et la cicatrisation complète en dix jours, malgré le peu de vitalité des tissus.

Les douleurs cessèrent de suite après l'opération et l'état général du malade fut sensiblement amélioré.

Mais quelques jours seulement après l'amputation de la cuisse droite, des symptômes de gangrène apparaissaient pour la pre-mière fois au niveau du membre opposé, indemne jusque-là.

Il se refroidit peu à peu, s'exulcéra au niveau du dos du pied, les battements artériels cessèrent d'être perçus à la tibiale posté-rieure et à la pédieuse, les douleurs reparurent plus fortes que jamais. Devant la gravité de la situation, M. le professeur Jabou-lay se décida à intervenir pour prévenir le sphacèle imminent du membre, en pratiquant une anastomose artério-veineuse dans le triangle de Scarpa.

Anastomose artério-veineuse des vaisseaux fémoraux gauches, le 14 juin 1902. Anesthésie à l'éther.

Incision longitudinale dans l'axe du triangle de Scarpa, con-duisant sur les vaisseaux fémoraux, artère et veine qui sont mis a nu. L'hémostase provisoire est réalisée par deux fils placés en anse, l'un sur le bout central de l'artère, l'autre sur le bout péri-phérique de la veine ; la couduro de l'artère par la traction du fil arrête incomplètement le passage du sang.

On pratique la suture à la soie fine des adventices des deux vaisseaux sur leurs bords adjacents ; le long de cette ligne de suture, ces vaisseaux sont alors longitudinalement ouverts par une incision de 3 à 4 centimètres sur leurs faces latérales adjacentes.

L'hémostase doit être alors complétée, du côté du bord central de l'artère, par la striction, à un nœud unique provisoire de l'anse de catgut placée, la récurrence artérielle donnant encore un petit suintement gênant ; un aide fait la compression digitale du bout périphérique, une compression analogue est exercée sur le bout central de la veine. Le champ opératoire est alors complètement étanche. Dans la lumière artérielle est engagée une sorte de caillot ou de plaque d'athérome remontant trop haut pour pouvoir être extirpée par l'incision vasculaire.

Une deuxième ligne de sutures à points séparés à la soie réunit l'endartère à l'endoveine dans leur partie postérieure et, en troisième rang, ces mêmes tuniques en avant.

Des fils superficiels réunissent en dernier lieu les adventices en avant de l'anastomose.

Les phénomènes consécutifs furent les suivants :

En supprimant la compression, on voit la circulation se rétablir sans le moindre suintement de sang par la ligne de suture. Le fil noué en amont sur l'artère est légèrement desserré ; il est laissé cependant en place de façon à diminuer l'afflux sanguin pendant quelques heures.

Les pulsations n'apparurent pas dans les veines ; on crut en apercevoir le soir et le lendemain matin dans la veine poplitée, mais elles ne persistèrent pas, la saphène se distendit nettement mais par gêne de la circulation de retour, ne se remplissant que de bas en haut, à l'épreuve du doigt.

Jamais on n'aperçut de thrill à la palpation.

Le soir le malade souffrant beaucoup et la température locale restant à 28 degrés, M. Jaboulay décida de desserrer le nœud laissé sur l'artère. On put constater qu'il s'était relâché et n'opposait pas d'obstacle à la circulation, les battements étaient pourtant très faibles dans la plaie.

La température locale continua à s'abaisser progressivement.

Le 14 (matin avant l'opération) 28 degrés ; 14 soir, 28 degrés ;

15 soir, 25 degrés ; 16 matin, 26°2 ; 17 matin, 25 degrés ; 18 matin,
24 degrés ; 19 matin, 23°6.

Au bout de huit jours, le sphacèle du pied était manifeste. Les
petites phlyctènes des orteils s'étaient étendues et entourées de
plaques noirâtres. Tout le pied, froid et insensible, était unifor-
mément violacé, et cette teinte se continuait par marbrures sur
la face postérieure de la jambe, jusqu'à son milieu Sur tous ces
points, anesthésie superficielle et profonde ; au-dessus hyperes-
thésie très vive à la pression et au simple frôlement, douleurs into-
lérables. Puis le sphacèle continua à progresser plus lentement ;
il atteignit toutefois le genou sans sillon net d'élimination. Pas
de température.

Au bout d'un mois (12 juillet), amputation de la cuisse gauche,
toujours sous bande d'Esmarch. Les tissus superficiels étaient
peut-être moins exsangues que ceux sur côté opposé, lors de la
précédente amputation, mais les gros vaisseaux étaient encore
plus obstrués ; ils ne donnèrent pas une goutte de sang et ne
nécessitèrent pas la ligature.

La dissection du membre permit d'y constater de grosses
fusées purulentes profondes, remontant presque jusqu'à la ligne
d'amputation. La sensibilité et l'induration des plans superficiels
n'avaient pas permis de les percevoir sur le malade, et l'oblitération des vaisseaux expliquait bien pourquoi cette putréfaction
locale ne s'était pas accompagnée de signes de résorption septique.
Les gros troncs veineux étaient en effet complètement obstrués
de caillots mous, relativement récents ; l'artère principale, qui
avait encore une lumière minime à la ligne d'amputation, s'oblitérait seulement quelques centimètres plus bas, vers la division
de la poplitée, par des végétations pariétales blanches et résis-
tantes qui la transformaient en un cordon plein.

Cinq jours après, la malade dont la température s'était élevée
progressivement depuis deux jours de la normale au voisinage
de 40 degrés, fut emporté brusquement, probablement par une
embolie cérébrale. Il fut saisi soudainement, en effet, de dyspnée
et de coma, et expira au bout de quinze à vingt minutes, après
avoir présenté de légers mouvements convulsifs dela main gauche.

Autopsie le 19 juillet, quarante-quatre heures après la mort.

Eviscération abdominale totale. Le cadavre est dans un état de putréfaction avancée.

Après avoir pratiqué l'ablation totale de l'arbre circulatoire du cœur aux lignes d'amputation des cuisses, on procède à l'examen viscéral.

Les poumons enlevés, on constate des adhérences pleurales doubles étendues ; le sommet gauche a dû être déchiré, on y constate à la coupe plusieurs petites cavernes ; rien sur le reste de l'étendue des poumons, pas d'infarctus.

Le cœur est gros et flasque et le ventricule droit très dilaté ; athérome accusé de l'orifice aortique avec plaques calcaires sur le bord libre des valvules et l'origine de l'aorte ; pas de lésions orificielles.

Sur la colonne vertébrale, au niveau de la région dorso-lombaire, abcès antérieur, du volume du poing, faisant saillie dans la cavité abdominale et provenant du flanc gauche des dernières dorsales.

Le foie ni la rate ne présentent rien d'anormal.

Les reins sont un peu gros avec quelques kystes.

Le cerveau n'a pu être examiné.

Donc, tuberculose avancée restée latente et athérome discret en dehors du tronc vasculaire prélevé dont suit l'examen :

1° Bifurcation de l'aorte. — Les lésions artérielles ne sont appréciables qu'à partir de ce point. L'aorte thoracique ne présente en effet qu'un peu d'épaississement des parois sans induration ni plaque calcaire. A 4 centimètres au-dessus de la bifurcation apparaît, au contraire, une plaque crétacée de 3 à 4 millimètres d'épaisseur moyenne, blindant à peu près circonférentiellement le vaisseau et se plongeant sur les deux iliaques primitives.

Elle est hérissée de nombreuses aspérités sur lesquelles se sont séparées d'épaisses couches de fibrine qui contribuent à réduire considérablement le calibre vasculaire au niveau de sa bifurcation.

2° A droite (côté le premier atteint), à la naissance de l'iliaque primitive, un caillot volumineux de fibrine organisée et d'âge ancien obturé complètement la lumière très étroite de cette artère, dans laquelle il se prolonge sous forme d'un cordon moniliforme sur toute sa longueur. La circulation était donc complètement interrompue dans tout le territoire de l'iliaque primitive et de ses deux branches que caillots et plaques calcaires continuaient à oblitérer dans leurs divisions.

3° A gauche (côté de l'anastomose) l'iliaque primitive reste au contraire perméable, mais son origine est très rétrécie par les plaques calcaires et la bifurcation aortique; son diamètre peut être comparé à celui d'une cubitale.

Au niveau de sa terminaison, nouvelles plaques s'étendant sur ses deux branches, laissant à peine l'hypogastrique perméable à un stylet, tandis que l'iliaque externe conserve à peu près le calibre de la branche originelle.

Au niveau de l'anastomose, l'artère est encore perméable malgré le caillot constaté au cours de l'opération et nous avons vu qu'elle ne s'oblitérait complètement que plusieurs centimètres au-dessous de la ligne d'amputation.

Perméable aussi, l'orifice artério-veineux, quoique réduit aux dimensions d'une petite plume d'oie. A son niveau, on ne voit macroscopiquement aucune trace de la cicatrisation des parois de l'artère de la veine dont les tuniques se pénétrent sans ligne de démarcation visible à l'œil nu; l'altération cadavérique ne permet pas de songer à un examen des endothéliums vasculaires à ce point de vue. Du côté veineux, l'orifice anastomotique débouche dans un segment du vaisseau perméable et dilaté de 5 centimètres en forme de poche en amont, et en aval de laquelle la veine s'oblitère complètement en gros caillots mous, récents qui supprimaient fonctionnellement l'anastomose créée.

Examen histologique des pièces (par M. le professeur Renaut). — La fixation des pièces a été faite soit dans l'alcool, soit dans le bichromate acétique; — l'inclusion, à la paraffine; — la coloration, soit à l'hématéine-éosine, soit à la fuchsine ferrique et autres colorants électifs des fibres élastiques.

L'aorte qui présentait des plaques d'athérome n'a pu être examinée; les artères des deux côtés offraient des lésions identiques. Macroscopiquement : leur rétrécissement considérable par hypertrophie des parois était manifeste ; nulle part il n'était plus marqué toutefois qu'au niveau de la poplitée du côté atteint en deuxième lieu ; il apparaissait à ce niveau causé par une saillie en forme de papille caliciforme accrochée en un point de la paroi et faisant saillie dans la lumière du vaisseau qu'elle réduisait à une mince fente curviligne.

Cette production se poursuivait suivant une hauteur de plusieurs centimètres.

Histologiquement, elle était constituée par un épaississement énorme de la seule endartère ; les deux autres tuniques paraissant normales en tout point. La limitante élastique se divisait sur les bords du bourgeon endartéritique, pour le border d'une double ligne élastique, l'une interne et l'autre externe, quelques rares fibres élastiques s'éparpillant dans son intérieur. Quant au bourgeon lui même, il était constitué d'un grand nombre d'assises conjonctives feuilletées, avec les rares fibres élastiques que nous avons décrites et de nombreux et fins capillaires néoformés.

Les veines, même oblitérées de caillots, ne présentaient pas de lésions pariétales accusées.

Les nerfs paraissaient sains.

CHAPITRE IV

DU MANUEL OPÉRATOIRE

Lorsque MM. Jaboulay et Briau firent paraître, en 1896, les résultats de leurs expériences de suture et de greffe artérielles, ils concluaient ainsi : « Quand on aura réalisé, comme nous l'espérons, les conditions suivantes : *le rétablissement du courant sanguin*, *l'absence d'hémorragie au niveau de la suture*, *l'absence de caillots et de lésions de l'endartère*, on pourra en faire une heureuse application dans nombre de cas de la chirurgie courante. »

Le problème, tel qu'il était posé pour la suture simple d'une plaie artérielle ou veineuse reste le même lorsqu'il s'agit d'établir une anastomose entre les deux vaisseaux. Voyons si les conditions énoncées sont aujourd'hui réalisées.

Anastomose. — Rétablir le courant sanguin, c'est d'abord conserver la lumière vasculaire existante et, dans le cas qui nous occupe, c'est en créer une nouvelle pour remplacer celle qui manque, ou s'ajouter à celle qui ne suffit plus. On peut ramener à trois types les différents procédés qui ont été employés dans ce but :

1° L'anastomose termino-terminale ou bout à bout ;

2° L'anastomose latéro-latérale ;

3° L'anastomose termino-latérale.

L'anastomose bout à bout peut se faire par invagination suivant le procédé de Murphy, ou bien par une
suture simple en surjet ou à points séparés. Malgré les
succès obtenus dans la suture artérielle chez l'homme
par ces procédés, nous avons vu que San Martin, opérant d'une façon analogue, n'avait obtenu la perméabilité du vaisseau pendant plus de deux jours que dans
un seul cas. Toujours la coagulation vint mettre fin à
la marche des expériences. Bien que l'invagination
d'une artère dans une veine soit peut-être plus facile que
lorsqu'il s'agit d'une même artère ou d'une même veine,
c'est un procédé dont la technique longue et compli-
quée nuit à l'intégrité des *vasa vasorum*. Aussi, lorsque
l'établissement d'une anastomose bout à bout est nécessaire, soit que les vaisseaux aient été sectionnés, soit
qu'une raison anatomique doive être prise en considé-
ration, c'est au rapprochement des deux extrémités des
vaisseaux qu'il faudra avoir recours. Pour l'anastomose de la carotide à la jugulaire, c'est le seul procédé
applicable, avec l'anastomose termino-latérale peut-
être, et le chien de Carrel est là pour nous montrer
qu'avec la technique imaginée par cet auteur, la perméabilité de l'anastomose est possible.

M. Carrel prévient le rétrécissement grâce à la dilatation du vaisseau qu'il fait pratiquer au moment de la
suture. Pour cela, trois fils d'appui sont appliqués en
des points équidistants de la circonférence du vaisseau.
Une traction sur chacun des fils transforme la circonférence en un triangle dont il est possible d'allonger
les côtés autant que le permet l'élasticité des tuniques.
Un surjet à points serrés est alors conduit rapidement

sur les trois côtés. Cette manœuvre joint donc à la dilatation l'avantage de rendre la suture plus facile.

Les résultats obtenus par ce procédé pour la réunion bout à bout des artères et des veines et pour la transplantation de certains organes ont toujours été excellents.

Il n'en est pas moins vrai cependant qu'en opérant ainsi on supprime complètement le peu de circulation qui peut se faire encore par l'artère, au-dessous de l'anastomose. Si l'oblitération se fait, elle est irrémédiable.

Aussi, pour nous, cette anastomose bout à bout est-elle un procédé de nécessité auquel il ne faudra avoir recours que lorsqu'il sera impossible de faire autrement.

C'est probablement, poussé par ces considérations, que San Martin, dans une nouvelle série d'expériences, s'adressa à *l'anastomose latérale* qui réalise la phlébartérie simple de Broca et réunit tous les avantages. Avec celle-ci, la technique était déjà bien simplifiée : boutonnières longitudinales pratiquées en regard sur les vaisseaux, accolement et surjet. Mais elle ne l'était pas suffisamment, puisque au bout de trois mois et demi on trouva la communication artério-veineuse à peu près oblitérée par un éperon qu'avait formé, en se rétractant, la moitié postérieure de la suture.

C'est alors qu'après de nombreuses recherches sur le cadavre, l'auteur espagnol arriva à simplifier encore sa technique. Il réduisit la suture à la moitié antérieure des deux boutonnières.

On opérait alors comme s'il s'agissait de réunir les

lèvres de la plaie d'un seul vaisseau. Le soin de fermer la moitié postérieure de l'anastomose était confié à la gaine des vaisseaux, et celle-ci s'en acquittait fort bien, comme le prouvent les pièces injectées par San Martin y Satrustegui dans son laboratoire.

C'est à cette suture antérieure que les chirurgiens espagnols eurent recours les deux fois qu'ils intervinrent chez l'homme.

Est-ce que, dans certains cas, des adhérences préalablement provoquées, ainsi que le faisait Fr. Franck ne seraient pas un élément de succès dans l'application de ce procédé ?

M. Jaboulay anastomosa les vaisseaux latéralement aussi, mais par quatre plans de suture, qui prenaient successivement comme dans une entéro-anastomose, les adventices et les tuniques internes en arrière, les tuniques internes et les adventices en avant. L'ouverture fut conservée perméable, mais l'anastomose avait porté sur une longueur de 3 à 4 centimètres.

Cette anastomose latérale nous paraît donc être le procédé de choix : la technique en est simple et peut encore être simplifiée ; les manœuvres qu'elle fait subir aux vaisseaux, moins compliquées, compromettent moins la vitalité de l'endothélium, et évitent ainsi la coagulation. Les voies principales sont respectées lorsqu'elles peuvent encore contribuer, aussi faiblement que ce soit, à l'irrigation nutritive des tissus ; on peut enfin pratiquer une nouvelle anastomose si la première ne réussit pas. On peut même supposer pouvoir plus tard rendre leur indépendance réciproque aux vaisseaux, lorsque l'anastomose sera devenue inutile.

L'anastomose termino-latérale peut s'exécuter suivant un manuel opératoire presque identique à celui que Carrel décrit pour l'anastomose bout à bout.

On pratique un orifice sur le vaisseau auquel on veut anastomoser le bout sectionné de l'antre. On applique les trois fils d'appui, et le reste de l'opération se fait suivant les règles établies. C'est un procédé qui peut trouver son emploi dans certains cas ; il n'a guère été tenté que sur le cadavre.

Suture. — Que l'anastomose soit terminale ou latérale, une grave question maintenant est celle de la suture. C'est d'elle que dépendent, en partie, les autres éléments de réussite : absence d'hémorragie, absence de caillots.

Une première condition pour que la suture tienne, c'est qu'elle soit faite à points serrés et rapprochés, et l'on a vu qu'ainsi des vaisseaux, distendus au summum de leur élasticité, tenaient parfaitement l'injection qu'on y poussait. C'est donc aussi une des premières conditions pour empêcher l'hémorragie.

Faut-il se servir de soie ou de catgut ? On peut bien penser que, puisque le catgut suffit pour une ligature, il doit tenir suffisamment pour une suture. Haidenhain n'eut qu'à se louer de son emploi. Cependant les auteurs semblent accorder leur préférence à la soie : celle-ci est plus fine, plus facilement stérilisable. Mais, si le catgut se résorbe trop vite, celle-ci ne se résorbe pas.

L'on pourrait peut-être utiliser alors des fils d'autre

substance, de magnésium par exemple, qui est résorbable plus lentement. Seggel utilisait des fils en celluloïde. Carrel se sert de fils de lin.

Quant à savoir si les points doivent être perforants ou interstitiels, là encore la question est bien controversée. Lorsqu'il s'agit des veines, il est démontré que la présence des fils dans la lumière du vaisseau n'entraîne qu'une mince thrombose pariétale et n'est pas un obstacle à la conservation de sa perméabilité ; mais, pour les artères, il n'en est pas toujours ainsi.

Malgré les expériences de Dörfler qui démontrent la compatibilité parfaite de la circulation sanguine avec la présence de fils de soie dans le courant artériel sans formation de caillots, il semble que les expérimentateurs et les cliniciens cherchent à éviter cette saillie des points dans la lumière vasculaire. Bouglé dit qu'aucun fil ne doit être apparent dans la lumière du vaisseau. Cependant Napalkow ne voit aucun inconvénient à traverser les trois parois. San Martin et Jaboulay ont fait ainsi. Et Ortiz de la Torre faisait encore avec succès, il y a quelques mois, une suture au catgut pénétrante des trois tuniques.

Quant à l'hémorragie qui pourrait se faire par les points de suture, est-elle bien à redouter ? Nous ne le croyons pas. En se servant d'aiguilles très fines, comme les aiguilles Kirby, n° 13 ou n° 14, beaucoup plus fines que celles dont les chirurgiens se sont servis jusqu'à maintenant, on peut faire des points perforants sans crainte de suintement. Leur seul inconvénient est la petitesse du chas, qui rend difficile le passage du fil. D'ailleurs, les chirurgiens qui n'avaient pas ce matériel à leur disposition ont toujours vu cette hémorragie céder à la compression. Pour l'éviter, Haidenhain faisait tremper son fil avant de s'en servir dans une solution de sel marin, qui a la propriété de faire gonfler le catgut.

Rien n'est plus facile en tout cas si l'on craint une hémorragie que de rabattre sur les vaisseaux le tissu cellulaire ou la gaine qui les entoure et de la suturer à son tour par-dessus, puisque San Martin ne se préoccupe même pas, grâce à sa présence, de fermer, en arrière par une suture, la communication artério-veineuse. Une bonne précaution à prendre sera donc de ménager cette gaine au cours de l'intervention.

Les hémorragies secondaires pas plus que les caillots au niveau des fils ne seront à craindre si l'on observe une asepsie rigoureuse du matériel et de tout ce qui touche à la plaie. Ce qui est à craindre dans la chirurgie des vaisseaux, ce n'est pas l'hémorragie, c'est l'infection.

Hémostase temporaire. — Voilà donc résolue la seconde partie du problème, mais pour pouvoir mener à bien la suture il faut avant tout faire l'hémostase temporaire et c'est au niveau des points où s'exerçait cette compression nécessaire que Jaboulay et Briau trouvèrent toujours des caillots au troisième ou au quatrième jour.

Depuis l'on s'est beaucoup occupé de cette question et nous allons essayer de montrer que les lésions de l'endartère produites de cette façon sont un obstacle facile à éviter.

L'hémostase peut se faire de trois façons : par la compression digitale, par des ligatures temporaires, par la forcipressure temporaire.

La *compression digitale* exercée avec modération n'entraîne évidemment pas de lésions profondes, mais elle peut être fatigante ; l'aide qui la fait peut être gênant pour l'opérateur ; au bout d'un certain temps, il se rend difficilement compte du degré de constriction et la fait mal.

Il semble que les moyens ordinaires employés pour l'hémostase définitive, s'ils pouvaient être appliqués temporairement, seraient préférables.

Bothézat a soigneusement étudié les conditions que doit remplir la *ligature provisoire* pour n'être pas nocive. Avec un fil élastique de 2 ou 3 millimètres de diamètre, dont les extrémités sont tendues et fixées au ras de l'artère par une pince, il a vu qu'au bout de vingt minutes les lésions du vaisseau étaient minimes et se réparaient rapidement. Au bout d'une heure l'endothélium était détruit.

Bouglé a pratiqué sur des carotides de chien des ligatures temporaires à la soie, en ayant soin de serrer modérément, assez cependant pour arrêter la circulation dans l'artère.

Les ligatures furent maintenues pendant demi-heure puis supprimées ; jamais il ne se produisit d'oblitération.

La ligature temporaire d'une artère est donc permise à condition de serrer le fil modérément, juste assez pour faire l'hémostase, et de ne pas prolonger la constriction trop longtemps. En général, il ne faudra pas dépasser une demi-heure.

La soie, permettant de ne faire qu'un nœud de chirurgien, est préférable au catgut avec lequel il faudrait faire deux nœuds, et à la ligature élastique dont on ne se rend pas compte du degré de constriction.

On a encore fait l'hémostase en soulevant le vaisseau avec un fil ou une sonde de Nélaton. Le pli ainsi formé peut faire dans lumière du vaisseau une saillie suffisante pour l'oblitérer. J.-L. Faure pense qu'on risque ainsi de léser l'artère.

Reste donc la *forcipressure temporaire*. Appliquée pendant deux heures sur une grosse artère à type élastique, Bothézat admet que les lésions qu'elle détermine se réparent *ad integrum* sans que l'oblitération s'ensuive.

Sans aller si loin, nous pensons cependant que la forcipressure temporaire faite avec précautions est le meilleur mode d'hémostase temporaire au cours d'une opération sur les vaisseaux. Bouglé dit que c'est elle, pratiquée avec des pinces garnies de caoutchouc, qui lui a donné les meilleurs résultats, et ses expériences lui ont montré que, même exercée pendant une demi-heure, la circulation se rétablissait parfaitement dans les *vasa vasorum*, quand le sang reprenait son cours.

Enfin Crile a décrit tout dernièrement une pince à vis, sorte de serre fine à ressort, dont les deux branches recouvertes par des drains en caoutchouc sont faites de telle sorte qu'à un degré suffisant de fermeture elles sont parallèles. Il a limité ses expériences de compression temporaire à la carotide et a d'abord essayé sa méthode sur dix-neuf chiens. Il comprimait de quinze minutes à quarante-huit heures et examinait ensuite les vaisseaux comprimés et le cerveau des animaux sacrifiés.

Les détails histologiques nous entraîneraient trop loin ; mais voici le résultat pratique de ses essais :

1° Le degré des lésions histologiques dépendait surtout de l'intensité de la pression exercée et de l'évolution aseptique de la blessure. Si la pression était juste assez forte pour produire une oblitération suffisante de la lumière, si la plaie ne s'infectait pas, le vaisseau supportait la compression sans dommage apparent, vingt-quatre à quarante-huit heures ;

2° Après la levée des pinces, la circulation reprit aussitôt ;

3° On ne trouva jamais dans le cerveau ni embolie ni thrombose.

Crile essaya alors la compression temporaire chez l'homme dans dix-huit opérations et fut très satisfait des résultats.

Il s'agissait d'interventions sur le cou, à la langue, dans la cavité buccale, sur les maxillaires. Toutes ces opérations, jadis très sanglantes, se faisaient dès lors sans perte de sang appréciable et devenaient ainsi beaucoup moins dangereuses.

De ces dix-huit opérés, trois moururent, l'un d'hémorragie secondaire au quatorzième jour, l'autre de pneumonie, le troisième d'alcoolisme.

La dernière proposition du problème ne venait-elle pas de trouver une solution ?

Si nous voulons maintenant résumer cette discussion, nous pourrons dire :

La perméabilité d'une anastomose artério-veineuse chirurgicale doit être réalisée. Pour cela, l'anastomose latérale pratiquée sur une assez grande étendue (3 à 4 centimètres) est le procédé de choix. Si l'on ne peut y avoir recours, l'anastomose bout à bout est facilement praticable, grâce à la méthode de dilatation indiquée, qui prévient le rétrécissement et facilite la suture.

La suture la plus simple est la meilleure. Un surjet sur les lèvres antérieures de l'anastomose latérale sera souvent suffisant.

Les points interstitiels sont faciles sur les gros vaisseaux de l'homme avec des aiguilles très fines. Des points perforants aseptiquement faits sont parfaitement compatibles avec le bon rétablissement du courant sanguin.

Si l'on redoute une hémorragie, rien ne s'oppose à ce qu'on fasse la réunion de l'adventice ou de la gaine des vaisseaux par-dessus la suture anastomotique.

Sur la nature des fils à employer, on ne saurait se prononcer d'une façon formelle.

Enfin, l'hémostase temporaire n'entraîne avec elle, lorsqu'elle est faite prudemment, aucune lésion de l'endartère, susceptible d'amener la formation des caillots.

CONCLUSIONS

I. Les tentatives expérimentales d'anastomoses artério-veineuses n'ont pas toujours donné chez l'animal
des résultats satisfaisants.

Les chances de réussite sont plus grandes chez
l'homme : les insuccès thérapeutiques qu'on a obtenus
chez lui ne doivent donc pas nous arrêter encore dans
cette voie.

II. L'anastomose artério-veineuse est autorisée en
clinique, par l'anatomie, la physiologie expérimentale,
la physiologie pathologique, et l'étude des anévrismes
artério-veineux.

III. Elle est indiquée, d'une façon générale, dans
tous les cas où les artères ne peuvent plus satisfaire au
rôle qui leur est dévolu, dans la nutrition des tissus ou
le bon fonctionnement des organes, si une circulation
supplémentaire ne peut s'établir, *pourvu que l'apti-
tude fonctionnelle des veines soit conservée.*

IV. C'est dans la simplicité du manuel opératoire
qu'est l'avenir de la nouvelle méthode.

L'anastomose latérale, lorsqu'elle est possible, paraît
être le procédé de choix. La meilleure suture est le

surjet à points serrés et rapprochés qu'on peut limiter à la moitié antérieure de l'anastomose, quand la gaine des vaisseaux est suffisante pour empêcher l'hémorragie en arrière.

Le meilleur moyen d'hémostase est la forcipressure temporaire.

INDEX BIBLIOGRAPHIQUE

Becour, Anévrisme traumatique jugulo-carotidien (Bull. médic. du Nord, n° 7, 1884).

Bizes, La suture des vaisseaux sanguins, d'après Murphy (Presse méd., p. 44, 1897).

Bothézat, Contribution à la chirurgie des artères (th. Montpellier, 1893-1894).

Bouglè, Chirurgie des artères, veines, lymphatiques et nerfs, Paris, 1902.

— Archives de médecine expérimentale, mars 1901.

Brachet, Suture des veines (th. Bordeaux, n° 5, 1895.

Burci, Ricerche sperimentali sul proceso di reparazione del ferite longitudinali delle arterie (Centralblatt für Chirurgie, n° 47, 1890 ; n° 23, 1891).

Carrel, Technique opératoire des anastomoses vasculaires (Lyon médical, 8 juin 1902).

Carrel et Morel, Communication à la Société des Sciences médicales (Province médicale, n° 28, 1902).

Clermont, Suture latérale et circulaire des veines (Presse médic., n° 40, 1901).

Crile G. (Claveland). An experimental and clinical research on the temporary closure of the carotid arteries (Annals of surgery, avril 1902). (Centralblatt für Chirurgie, n° 30, 1902).

Debierre et Gérard, Sur les anastomoses directes entre une grosse veine et une grosse artère (Comptes rendus. Soc. de biol., p. 27, 1895).

Bourneville (de), Recherches sur l'hystérie, l'épilepsie et l'idiotie (Cliniques de Bicêtre).

Delbet, Pronostic et traitement des anévrismes artério-veineux
externes (th. Paris, 151, 1889).

Dépage, Un cas de suture de l'artère carotide primitive (J. de chir.
et Annales. Soc. de chir., II, 45-46, Bruxelles, 1902).

Dörfler, Annals of surgery, 1900, Centralblatt F. Chir., n° 11,
p. 293, 1900.

Duplay, Anévrisme artério-veineux de la carotide primitive et
de la jugulaire interne (Presse méd , p. 243, 1895).

Duplay et Reclus, Traité de chirurgie.

Duval, Anévrisme variqueux de la carotide interne et de la
jugulaire interne (Arch. de méd. navale, 1864).

Faure (J.-L.), Sur la ligature temporaire des artères 1900.
(XIIIe Congrès français de chir., C. R., p. 713, 1899).

Franck (François), Note à propos de la communication de
M. Raymond Petit sur la suture artério-veineuse
(Comptes rendus, Soc. de biol., 1896).

Gallois et Pinatelle, Un cas d'anastomose artério-veineuse longitudinale pour artérite oblitérante (Rev. de chir., à
paraître).

Gérard, Sur l'existence de canaux anastomotiques artério-veineux (Arch. de physiol, 1895).

Giraldés, Communication à la Société de chirurgie, août 1854,

Gremaud, De l'anévrisme artério-veineux spontané (th. Paris,
1866).

Heidenhain, Über Naht von Arterienwunden (Centralblatt für
Chir., n° 49, 1895).

Hiard, Essai sur l'anévrisme artério-veineux par coup de feu
(th. Paris, 114. 1875).

Jaboulay et Briau, Recherches expérimentales sur la suture et
la greffe artérielles (Lyon médical, p. 97, 1896).

Jacobsthal. Beiträge zur klin. Chirurgie XXVII.

Jassinowsky (Alexander), Suture of the arteries. Inaugural disser-
tation Darpat, 1889 (Annals of Surgery, 1890; Centralblatt, 1890, n° 11, p. 199).

Kay Paul, Ueber die Venennaht (Inaugural dissert., Kiel, 1894).

Körte, Centralblatt, f. Chir, 1902, n° 29, p. 788).

Kümmel, Annals of Surgery, 1900.

Le Dentu et Delbet. Traité de chirurgie clinique et opératoire, 1897.

Meyer, Ueber die Venennaht (Centralblatt f. Ch., 1891 n° 24, p. 477).

Murphy, Suture bout à bout des vaisseaux après résection des points lésés (Annals of Surgery, 1897).

Muscatello, Huitième session de chirurgie italienne à Rome, 1891 (Centralblatt, 1892, n° 4, p. 85).

Napalkow, Die Naht des Herzens und der Blutgefässe (Central-blatt f. Chir., 1900, n° 23, p. 596).

Orlow, Ein Fall von Arteriennaht (Centralblatt für Chir., 1897, n° 21, p. 608).

Ortiz de la Torre, Sutura de la arteria femoral (Revista di medicina y cirurgia practica, 1902, n° 723; Centralblatt f. Chir., 1902, n° 23).

Petit (L.-H.), Anévrisme artério-veineux de la carotide primitive et de la jugulaire interne (Paris, Rev. de chirurgie, 1885, p. 239, 251).

Pluyette, Des anévrismes artério-veineux de la carotide primitive et de la jugulaire interne (Revue de chirurgie, Paris 1886).

Postemspki, Varice aneurismatica gingulo carotidea sinistra (Bull. dell. R. Acad. med di Roma, vol XV, p. 68. Central-blatt f. Chir., 1895, n° 10, p. 268).

Queirel, Marseille médical. Séance 6 avril 1872.

Raymond Petit, Note sur la suture et l'anastomose des artères et des veines (Comptes rendus Soc. biologie, janvier 1896)

Ricard, Congrès français de chirurgie, 1895 (Rev. de chir., nov. 1895).

Ricard et Bousquet, Traité de path. externe.

San Martin y Satusegui, Discurso leido en la solemne sesion inaugural en la Real Accademia de medicina (E. Teodoro, Madrid, 1902).

Seggel, Sutures artérielles (Revue hebd. de med de Munich,
   nos 32, 33, 1900).

Schede, Einige Bemerkungen über die Naht von venenwunden
   (Centralblatt f. Ch., no 51, 1892).

Salomoni, Suture circolare delle arterie con affrontamento delle
   endothelio (Clinica chirurgica, no 4, 1900).

Termes, Contribution à l'étude des anévrismes artério-veineux
   du membre inférieur (th. Lyon, 1892, 704).

Thiéry, Anévrisme artério-veineux du cou. Soc. de Chirurgie,
   3 fév. 1897 (Presse médicale, 1897, LXXXII).

Tichow, Ueber die Anlegung der Venennaht (Centralblatt, no 5,
   p. 110, 1895).

Weir, Woundand sutura of vena cava, recovery (Annals of Surgery, p. 128, 265, 1897).

TABLE

Lyon. — Imp. A. REY, 4, rue Gentil. — 31560